보건프로그램 계획, 개발 및 평가

Planning Program
Development and Evaluation

노인을 위한 건강증진과 보건서비스를 위한 안내서

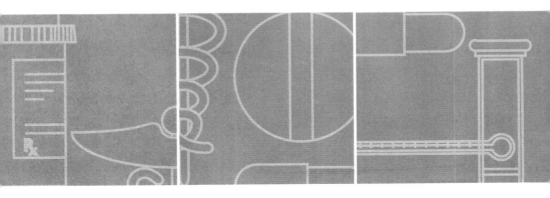

2판

군자출판사

보건프로그램 계획, 개발 및 평가
첫째판 1쇄 인쇄 | 2014년 1월 10일
첫째판 1쇄 발행 | 2014년 1월 20일

지은이	Thomas C. Timmereck
옮긴이	이용주, 오윤진
발행인	장주연
표지디자인	전선아
편집디자인	수디자인
출판기획	노미라
발행처	군자출판사

등 록 제 4-139호(1991. 6. 24)

본 사 (110-717) 서울특별시 종로구 인의동 112-1 동원회관 B/D 6층
Tel. (02) 762-9170 Fax. (02) 764-0209

ORIGINAL ENGLISH LANGUAGE EDITION PUBLISHED BY
 Jones & Bartlett Learning, LLC
 5 Wall Street
 Burlington, MA 01803

Planning, Program Development, and Evaluation, Thomas C. Timmreck ⓒ
2003, JONES & BARTLETT LEATNING, LLC. ALL RIGHTS RESERVED

*파본은 교환하여 드립니다.
*검인은 저자와의 합의 하에 생략합니다.

ISBN 978-89-6278-827-3
정가 22,000원

목차

제9장 프로그램, 서비스 그리고 프로젝트 실행 : 계획을 활동으로 옮겨라

제10장 평가와 피드백 ·· 184

그림 목차

서문

Henri Fayol이 20세기 말에 계획에 관한 작품을 출판한 이후로 계획은 모든 행정의 중요한 요소로 인식되어져 왔다. 계획은 1970년대에 종합 건강 계획과 노화의 광역 모델 사업에 관한 행정의 발달과 함께 정부차원 프로그램의 선두로 도입되었다. 광역 모델 사업은 노인을 위해 제도화되지 않았던 보건, 사회 서비스를 개발했다. 건강 계획은 Health Systems Agency(PL 93-641)의 활동 덕택에 1970년대 후반과 1980년대 초반 동안 전성기를 지냈다. PL 93-641은 10년 동안 중단의 위기를 겪다가 1986년에 폐지되었다. 병원과 다른 주요 건강과 사회 서비스 업체들은 새로운 종류의 계획인 전략계획으로 바꾸었다.

경영상의 계획, 프로그램 개발, 그리고 전략계획은 다른 초점에서 알려지게 되었다. 운영상의 계획에 예산이 몰리는 것에 비해 전략계획은 보통 경쟁과 마케팅에 대한 관심이 몰린다. 프로그램 개발은 계획의 요소로서 주목받았다. 1980년대에 프로그램 계획과 평가는 건강 증진과 보건 교육 분야에서의 새로운 노력으로 표면화 되었다.

전략 계획을 인수한 단체는 한 가지 주요한 특징이 곧 다각화라는 것을 알게 되었다. 다각화는 모 조직의 경쟁적인 입지를 강화하기 위하여 새로운 서비스와 기업을 만들고 계획하는 것을 뜻한다.

계획, 프로그램 개발, 그리고 평가는 1980년대에 건강 교육과 건강 증진의 주요한 요소로 부각되었다. 계획과 평가는 성공적인 건강 증진, 건강 교육 그리고 질병 예방 서비스에 필요한 기술들이다. 건강 증진 활동은 주요 제조 산업, 항공우주산업, 시군행정, 보건관리 기구, 대학, 병원, 사설 건강 교실, 교회 단체, 그리고 다른 대규모 기구들에서 볼 수 있다. 건강 증진은 보건 교육 단체의 노력으로 일어났고 현재는 건강 심사에서부터 스트레스 관리에 이르는 일련의 활동들을 포함한다.

건강 증진, 건강 교육, 그리고 인간 서비스의 전체 범주가 계속 개발되고 있다. 몇몇 병원은 일련의 건강 증진과 노인을 위한 서비스 범위 모두를 개발하고 있다. 방문 간호사 협회(Visiting Nurses' Assoication)와 대규모 가정 간호 기관들은 가정부 서비스, 주택 수리 프로그램, 내구성 있는 의료장비 사업들과 함께 서로 서비스를 두고 경쟁하고 있다. 건강관리 센터와 대규모 양로원들은 아급성(subacute)의 관리 서비스, 호흡 관리 단체, 일시적인 호흡 관리, 호스피스 프로그램과 이동 시스템을 개발하고 있다. 새로운 입법이 통과되었고 프로그램에 재원이 쓰여 질 수 있으므로 시군 행정의 공공기관들은 프로그램을 계획하고 개발해야 한다.

이러한 프로그램 중 몇몇은 도심지역 아이들을 위한 약물 남용 예방, 미혼모를 위한 건강 상담, 가정 배달 음식, 그리고 메디겝(Medicare나 Medicaid로 보조받지 못하는 의료비의 부족분을 메우는 민간 의료 보험)보험 상담 프로그램뿐만 아니라 노인을 위한 건강증진, 혈압 검사, 금연과 담배 사용 방지 프로그램을 포함한다.

이 책은 건강 계획, 프로그램 개발과 평가, 건강 증진, 건강 교육, 그리고 보건 관리 행정 전공자와 전공 중인 학생들, 전문가를 위한 교재이다. 기획자들에게 성공을 보장하는 단계별 접근법을 소개할 것이다.

감사

내 개인적인 성장과 학습에 대하여 학부생과 졸업생들에게 감사한다. 또한 건강 계획과 프로그램 개발을 쉽게 접근하여 이 책을 저작할 수 있도록 학생들의 격려에 감사를 보낸다.

저자 소개

Thomas C. Timmreck 박사는 건강 교육과 증진, 보건 서비스 행정, 행동의 건강, 노인학에 관해 50개가 넘는 논문을 출판하였다. 그는 또한 보건 서비스 경영 사전 그리고 역학개론이라는 제목의 보건 서비스 전문용어에 관한 최초의 전공 사전을 포함하여 몇 권의 책을 출판했다.

Timmreck 박사는 유타 대학교에서 보건학(Health Science) 분야의 박사학위, 오레건 주립 대학교(Oregon State University)에서 상담 심리학의 문학 석사학위, 북 애리조나 대학교(Northern Arizona University)에서 인간관계와 행동 분야의 석사학위, 브리험 영 대학교(Brigham Young University)에서 건강 과학에 관한 이학사 그리고, 유타 대학교의 록키 마운틴 노인학 센터(Rockt Mountain Gerontology Center at the University of Utah)에서 노인학 과정을 수료하였다.

Timmreck 박사는 노인을 위한 지역 보건 사회 서비스 기관의 행정가이자 기획자였고 양로원에서 보조행정가로 봉사했다. 그는 건강 행동 상담 센터, 건강 행동 관리 상담 단체를 개발했고 주요 노인 병원에서 기획, 프로그램 개발의 관리자였다. 그리고 보건 전문학교에서 보건 서비스 행정 프로그램 부서의 학과장을 역임한 것을 포함하여 4개의 주요대학에서 보건과학, 보건행정, 그리고 노인학분야의 교수였으며 사립 대학의 건강 증진과 건강 교육의 학장을 역임했다. 또한 예전에 캘리포니아 주립대학교, 샌버너디노(California State University, San Bernardino)에서 공중 보건, 보건 관리 그리고 계획의 교수로 역임하였다.

머리말

계획, 프로그램 개발, 평가 활동을 의미있게 만든 두 분야가 건강 증진과 노인서 비스이다. 이 책에 나오는 개념과 접근은 어떠한 건강, 인간서비스 또는 사회 서비스 인구를 위하여 조직이 프로그램과 서비스를 계획하는 데에 유용하다. 이 책은 노인 을 위한 건강 증진, 보건 교육, 서비스의 강조와 함께 보건 또는 사회 서비스 조직에 주안점이 맞춰져 있다. 건강관리에 대한 비용과 접근에 대한 주요한 관심과 함께 건 강 증진과 질병 예방 활동은 건강 서비스의 미래에서 중요한 역할을 수행해야 한다.

고령 인구 집단이 건강관리 인도 체계와 대부분의 산업화된 국가의 사회 서비스를 계속적으로 주도하면서, 노인을 위한 서비스와 프로그램 개발이 연방, 주, 지역, 국 가와 개인 기관에서 지속적으로 주도되어질 것이다. 건강 증진과 질병 예방 서비스 가 주요한 국가적인 관심사이기 때문에 더 많은 그리고 더 좋은 서비스를 개발하는 것이 필수적이다. 병원, 요양 병원, 양로원, 경로당 그리고 다른 공공 건강 서비스의 실행가능성은 욕구를 충족시키려는 기관의 능력에 달려 있다. 노인의 5%만이 양로 원에 있으며 이것은 노인의 95%는 여전히 지역사회에서 활동하는 일반시민이다. 이 러한 활동하는 노인들은 복지와 건강 증진 활동에서부터 건강관리 시설에서의 서비 스에 이르기까지 장기관리에 걸친 서비스를 개발함으로써 계속적인 삶의 질의 강화 를 필요로 한다. 그러므로 계획과 프로그램 개발은 수명연장을 넘어서 건강 증진 활 동 제공에 관심이 있는 모든 부처와 기관들에게 가장 기본이 되어야 한다.

삶의 질이냐 양(수명)이라는 주제는 프로그램 기획자에게 주된 관심사이고, 이에 따라 프로그램 개발에 영향을 미친다. 의학과 공중 보건 정책은 인간의 평균 기대 수 명을 연장시키는 데에 지대한 공헌을 해 왔다. 반면, 프로그램 개발 과정은 필요한 보건, 사회 서비스를 제공함으로써 삶의 질 향상에 기여를 해 왔다.

이 책에 나오는 개념, 접근, 그리고 기법들은 건강 증진, 보건 교육, 노인 프로그램, 그리고 보건 · 사회적 서비스 프로그램에 사용되었다. 병원, 건강유지기구, 요양원, 대학, 건강 계획 업체, 노화와 관련한 회사, 가정 건강 업체, 공중 보건 프로그램, 그리고 비영리 지역 보건 · 인적 서비스 기관들은 프로그램을 계획하고 개발하는 데에 이러한 개념을 사용해 왔다. 여기에 나오는 개념은 전체 범위의 기관, 부처, 시설에 보편적으로 사용된다. 8-9쪽에 나오는 계획모델의 흐름도는 필수적인 단계와 계획, 프로그램 개발, 평가과정에서의 전반적인 개관을 보여준다. 본문은 계획과정의 다양한 면에 관한 상세한 정보를 제공한다. 함께 사용되는 흐름도와 세부사항들은 프로그램 개발자에게 계획, 프로그램 개발, 그리고 평가에 대하여 빠르고 쉽고 단계적 접근을 할 수 있도록 돕는다.

계획은 공 · 사를 막론하고 보건과 사회기관의 행정에 있어서 기본이다. 이 책은 계획, 프로그램 개발, 평가과정을 통하여 건강 증진, 건강관리 또는 사회 서비스 분야에서 열심히 활동하는 계획자 또는 행정가들에게 쓰이며 충분히 자세한 정보, 이해와 함께 간단하고 쉽고 확실한 접근을 제공하는 것을 목적으로 한다.

역자서문

현재 건강 증진, 보건교육을 위한 다양한 프로그램이 개발되어 실제로 운영되고 있다. 지역사회 내에서 혹은 병원 및 산업장에서 다양한 형태로 운영이 되고 있지만, 구체적인 지침서가 많지 않은 형편이다. 국내에 있는 많은 교재는 보건교육사라는 자격증 시험에 대비한 내용이 많고, 실제 프로그램 개발 및 평가에 이용되기에는 너무 이론적이라는 생각이 들기까지 하였다.

2년 전 처음 이 과목을 강의하면서 학부학생들을 위한 강의 교재로 몇 원서를 찾다 본서를 보고 작은 분량이지만, 꼭 필요한 기본적인 틀과 개념을 다 제공하고 있어 선택을 하게 되었다. 학부학생들이 이해하기 쉽도록 간략한 용어정리 및 실례가 강의하는데 도움이 되었다. 미국 내에 노인을 위한 사회보건서비스 범위 모두를 포함하여 설명하고 있고, 실제 사업내용을 바탕으로 개념을 이해하기 쉽게 풀어쓰고 있었다. 미국 내에서 공공 기관에서 기획되고 실행되고 있었던 가정부 서비스, 주택 수리 프로그램, 의료장비 사업, 방문간호, 건강관리 센터와 호흡 관리, 호스피스 프로그램과 이동 서비스 등 다양하게 운영된 프로그램 예를 들어 주요 개념을 소개하고 있다. 실제 쓰였던 일정표나 기획안이 7장과 8장에 많이 소개되어 있어 학생들에게 어떻게 쓰여 질 수 있는지 설명하기 수월하였다. 무엇보다 첫 장을 들어서기 전에 10단계 계획모델을 소개하면서 단계별 반드시 기억해야 할 부분을 한눈에 보기 좋게 소개하고 있다. 수업을 진행하는 동안 각 장이 어느 단계에 속하는지 확인하기 쉽게 정리가 되어 전체적인 흐름이해에도 큰 도움이 되었던 것이 기억이 난다.

정확하게 대치할만 한 한국 용어가 설정이 안 된 몇 용어와 개념이 있기는 하였지만, 이 역서는 보다 쉽게 프로그램 개발과 평가에 쓰여질 수 있으리라 본다.

이 책의 번역작업을 도와주신 군자출판사의 정춘교 이사님과 노미라 과장님, 그리고 공동 번역을 해주신 오윤진 교수님께 감사의 말을 전하고 싶다. 또한 이 수업을 원서를 이용해 같이 어렵게 수학한 보건관리학과 학생들에게도 고마움을 전한다.

2014년 겨울
월곡동에서 옮긴이

계획 모델

　계획, 프로그램 개발 그리고 평가 모형은 안내서 속 각장에 포함된 10가지 단계로 이루어져 있다. 한 장에 있는 3단계와 6단계를 제외하고 전체 장은 각 단계와 자세한 설명을 다루고 있다. 이 책의 토대이자 계획 과정의 요점과 개관을 제공하기 때문에 초두에 모형의 전체가 제시되어 있으나 프로그램 기획자는 여기 모형에만 의존할 필요는 없다. 각 장의 초두에 다뤄지는 모형의 단계는 다시 제시된다. 이 책의 모든 장은 많은 유용한 개념, 기술, 접근과 계획 질의를 포함하고 있다. 부록에도 또한 가치 있는 정보와 자료들을 포함했다.

The 10-단계 계획 모델

Step1

강령: 일반 생각과 주요 목적

• 이는 일반관찰, 뚜렷이 나타나는 요구나, 관심 혹은 요구사정결과에 바탕을 둔다.

Step2

완성: 조직사정과 평가, 자원, 규칙과 정책검토

내부사정
• 이 조직이 이 과제를 해낼 능력이 있는가?
• 이과제가 이행되면 신경을 쓰는 사람이 있는지? 예 행정가, 노인들

외부사정
• 지역사회가 이 과제를 받아들이고 지지할 것인가?
• 정부 규정 중에 과제에 영향을 끼치는 것은 무엇인가?
• 법적인 이슈는 무엇인지?
• 구획을 신경써야 하는 것이 있는지?

자원
• 재정
• 빌딩 공간
• 장비와 기구
• 교통
• 전문성
• 동기와 헌신
• 관리감사
• 지원을 해줄 수 있는:
   −조직
   −지역사회/소비자
   −피고용인
   −위원회
• 평가를 위한 계획

규정과 정책
• 정부의 제약, 제제, 요구사항은 무엇인가?

Step3

목표와 목적 작성

• 요구사정과 가능성 연구를 위함

Step4

요구사정

• 관할구역, 표적집단, 시장집단 및 수혜인구를 규정한다.
• 지역사회 사정과 지역사회의 기존 자원, 서비스, 프로그램 사정을 완성한다.
• 요구사정방법 결정 : 예 서베이, 포커스 그룹사용, PRECEDE 모델
• 사정할 항목과 요구사정에서 검토해봐야 할 이슈를 결정한다.
• 요구사정 도구 개발
• 요구사정 방법과 과정을 개발한다.
• 봉사자와 설문요원을 위한 훈련프로그램을 만든다.
• 요구사정을 할 봉사자와 설문요원을 훈련한다.
• 요구사정/서베이를 수행한다.
• 사정에서 수집한 데이터를 분석하고 검토한다.
• 결과의 중요성을 평가하고 발견한 사실의 보고서를 작성한다.
• 지역사회 자원과 사정한 결과 및 자원과 사정을 검토한다.
• 프로그램과 요구 영역에 따른 격차를 규정한다.

Step5

우선순위결정

- 현존하는 서비스와 프로그램의 주요한 격차가 무엇인가?
- 서비스 격차와 더불어 조직에서 제공하는 서비스와 프로그램의 밝혀진 주요한 요구는 무엇인가?
- 결정, 확실한 요구 우선순위 결정

Step10

평가와 피드백

- 목적을 수행했나?
- 활동들이 효과적이고 효율적이였나?
- 일정표대로 수행이 되었나?
- 정식적인 평가시스템이 있는지 이것이 심각하게 여겨지는지?
- 영향과 결과 평가를 수행한다.

Step6

목표와 목적 작성

- 행정부서에서 과제에 대한 인증을 받은 뒤에는 목표와 목적을 작성하도록 한다.

Step9

프로젝트의 실행

- 최종준비와 마케팅기획, 지역사회 교육 및 장소개방 등의 준비를 한다.
- 모든 장비, 서비스, 기구, 자격증 및 허가를 다 받았는지 확인한다
- 서비스를 위한 장소를 연다.

Step8

일정표 개발

- 각 단계와 성취해야 할 작업에 대한 일정표를 작성하고 개발하도록 한다.

Step7

각 단계별 활동과 과정시범사업

- 무엇이 가장 먼저 수행되어야 하는지? 어떤 다른 활동보다 무엇이 가장 먼저 수행되어야 하는 것은 무엇인가?
- 어떤 항목이나 과정이 다른 것보다 먼저 수행되어야 하는지?

시범사업

- 본 사업이 수행되기 전에 시범사업이 개발되어야 하는지? 시범사업을 고려하는 것이 합리적인 접근인지?
- 조직이 시범사업을 할 만한 시간과 자원이 있는지?
- 시범사업이 시간, 재정, 자원의 낭비라면, 고려해서는 안 되는지? 시범사업은 좋은 대안이라면 기획이 되어야 하는지?

고려사항

- 장비와 용품구입
- 필요한 오피스 공간 셋업
- 인력 고용
- 공식적인 계약 및 동의서 작성
- 다루어야할 법적 측면 고려
- 예산 작성
- 회계와 예산 관리 시스템 개발
- 정책과 과정 관리 등
- 마케팅과 지역사회 교육 개발
- 직원과 조직구조, 회의 및 보고 시스템 구축
- 조정, 조직화, 관리, 의사소통 시스템 개발
- 성장과 확장 그리고 개발을 위한 계획
- 형식과 문서화 과정 개발

제 1 장

건강증진의 역사와 발전과 사회 · 보건적 서비스의 계획 및 프로그램 개발

ROGER의 법칙

프로젝트가 실패한다면, 책임을 질 위임자가 아무도 없을 때에만 그 프로젝트에 대한 권한이 부여될 것이나 성공한다면, 모든 위임자들이 자신이 세운 공을 이야기 할 것이다.

HARRISION의 가정

모든 활동에는 동등하고 상반되는 비평이 있다.

THAL의 법칙

모든 관점에는 동등하고 상반되는 비교점이 있다.

BACHMAN의 필연성의 원리

계획 실행에 비용이 더 많이 들수록 나중에 계획이 부적절해질지라도 그 계획을 포기해버릴 가능성은 더 낮아진다.

결과 : 계획을 이끌어가는 사람들의 명성이 높을수록, 계획을 포기할 가능성은 더 낮아진다.

MURPHY'S LAW[1]

단원 목표

1장의 주요 목적은 :

1. 계획, 프로그램 개발, 교육 적용을 위한 모델로서의 건강증진, 보건교육, 노인들을 위한 서비스

2. 노령화 및 사회.보건적 서비스에 관한 건강 증진, 보건 교육에서의 계획, 프로그램 개발의 주요 발전

3. 노인들을 위한 서비스의 최초의 계획 활동과 건강 증진에서의 프로그램 개발과 평가 개관

4. 산업과 지역사회에서의 성공적인 건강 증진 프로그램의 예

5. 노인들을 위한 성공적인 프로그램의 예

6. 건강증진 계획 및 프로그램 개발에서 가치 있는 자료로서의 노령 인구의 인구 통계학적 자료 및 동향

건강증진과 보건교육

초기 발전

건강증진은 신체적 교육, 학교 건강교육, 지역 사회의 보건교육, 공공의 보건 서비스, 그리고 치료의학과 심리학의 스크리닝과 임상 검사에서 발달하였다. 위생에 초점을 맞춘 과거에는 일반적인 인구의 건강과 개인적인 건강의 증진 및 평가를 위해서 적절하고 교육적으로 충분한 접근 방법을 주었다. 예방은 건강 증진의 기초 토대이며 많은 구성요소 중 하나로서의 보건 교육을 포함하는 넓은 개념이다. 보건교육은 인식, 유지, 예방 등을 제공해주고, 행동적 변화를 증진시키며 소비자와 체계적인 지역사회간 학식의 격차를 다양화한다.

인식(awareness)은 건강에 관한 지식을 획득하는 것이다. 유지(maintenance)는 습득된 긍정적인 건강 습관의 지속이며 자기 파괴적인 행동을 제거하는 것이다. 예방(prevention)은 새로운 부정적인 위험을 불러올 수 있는 행동을 예방하기 위하여

인식과 유지, 추가로 노력의 강화에 본질적으로 달려있다. 행동적 변화(behavioral change)는 총체적인 건강 상태에 해로운 위험요소를 감소시킨다. 지식격차의 축소(Spanning the gap of knowledge)은 위에서 거론한 요인들의 영향을 받아 대중으로 하여금 긍정적인 건강 습관 및 건강 향상 행위를 얻고 유지하도록 한다. 그림 1.1은 보건교육의 6가지 요소를 나타내는데, 보건교육과 모든 중요한 근본적 동기 구조와 함께 각각의 연결조직을 보여준다. 그림 1.2는 보건 교육이 어떻게 소비자와 과학적 지식격차를 형성했는지를 보여준다.

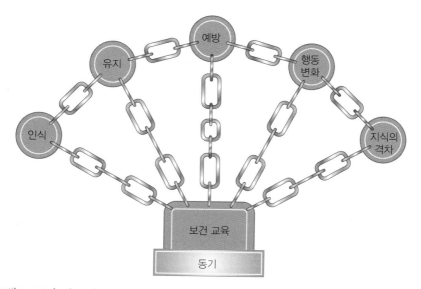

그림 1.1 보건교육 모델

출처: Timmreck, T.C.,working model of patient-health education, Radiologic Technology 51, no.5 (March/April 1980): 629-635

Role Delineation Project에서 정의한 보건 교육은 개인이 각각 혹은 전체적으로 개인, 가족, 지역 사회 건강에 영향을 주는 의사 결정을 하기 위해서 활동하는 행동의 과정을 돕는 것이다.

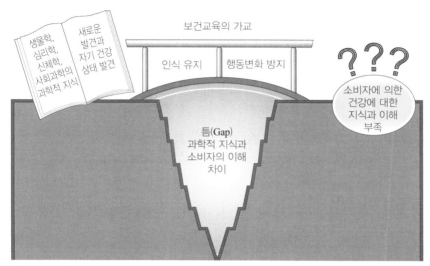

그림 1.2 과학적 지식과 소비자의 이해 사이의 보건교육의 연계

출처: timmreck, T.C., Working of patient-health education, Radiologic Technology 51, no.5 (March/April 1980):629-635

건강증진은 예방의 개념을 확장시켜 왔다. 이는 현재 개념, 보건 교육, 건강 검진, 건강 박람회, 직원 건강 상태 평가, 금연 도움, 체중 감량 프로그램, 피트니스 활동, 안전 지침, 척추 부상 예방, 건강 상담, 스트레스 관리 등과 같은 일련의 활동을 포함하고 있다. 건강증진은 '최적의 건강상태(Optimal Health) 방향으로 나아가기 위해 사람들의 삶의 방식을 변화시키는 것을 돕는 과학과 기술'로서 정의되었다. 또 다른 정의는 '건강에 대한 도움이 되는 행동에 대한 교육적, 조직적, 경제적, 환경적 지원의 조합'이라고 할 수 있다. 최적의 건강(Optimal Health)은 '신체적, 감정적, 사회적, 정신적, 그리고 지적 건강의 균형'으로 정의된다. 삶의 방식 변화는 (건강에 대한) 인식을 강화하고, 행동을 변화시키고, 그리고 훌륭한 건강 실천 행동을 지지해 줄 창의적인 환경을 조성하기 위한 노력들의 조합을 통해 촉진된다. 이들 셋 중, 도움이 되는 환경은 지속적인 변화의 생산에 중요한 영향력을 미칠 것이다.

그림 1.3은 블록 쌓기를 통해 건강 증진의 이론과 활동의 핵심기초분야를 보여주고 있다. 이는 차례로 대부분의 이론, 개념, 건강증진과 보건교육의 구조를 제시한다.

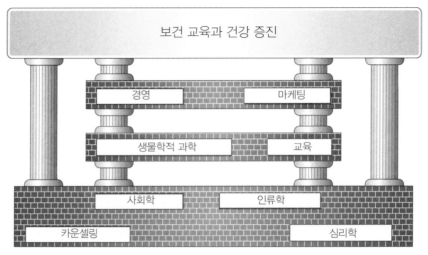

그림 1.3 건강 증진 블록
출처: Timmreck, T.C., Cole, G.E., James, G., and Butterworth, D.D., The health education and health promotion movement: A theoretical jungle, Health Education 18,no. 5(Oct./Nov. 1987): 24-28

　표 1.1은 발전 연대표와 건강증진과 보건교육분야에 기여한 핵심적인 각개의 목록을 열거하고 있다.

보건증진의 서비스와 프로그램

　다양한 환경에서 개발되고 있는 건강증진, 보건교육 그리고 질병 예방 활동 서비스와 프로그램의 완전한 종합적인 목록은 표 1.2의 보건 프로그램에서 볼 수 있다. 이러한 보건 프로그램은 근로자 또는 개인의 건강이 최적 수준으로 유지되도록 돕는다.
　이러한 프로그램은 더 높은 질의 삶을 보장하고 의료 자원을 덜 사용하게 해주며, 개인이 제도화되는 것을 막아준다. 또한 질병과 부상을 예방하고, 장애와 만성 질환을 관리하며 조기 사망을 예방한다. 표 1.2에 있는 많은 프로그램들은 병원, 대학교, 항공우주산업, 대형 보험회사, 주, 제조공장, 첨단기술의 회사, 군 기지, 그리고 또 다른 대형조직에서 성공적으로 이루어지고 있다.

표 1.1 보건 증진과 교육의 발전

년도	주요 사건
1798	미국의 공중 보건 서비스는 상인 해병대 병원 서비스(the Merchant Marines Hospital Service) 형태와 같이 형성되었다.
1815&1818	보건복지부는 찰스턴(Charleston)과 필라델피아(Philadelphia)에 만들어졌다.
1837	The Horace Mann First Annual Report는 학교에서 위생에 대한 법적인 프로그램을 적극적으로 장려했다.
1850	The Shattuck Report 혹은 메사추세츠 위생 위원회의 보고서(the Report of the Sanitary Commission of Massachusetts)는 보건 교육과 공중 보건 활동을 요청했다.
1855	최초 주 보건부가 설립되었다.
1866	Stephen Smith 의사와 Dormans E.Eaton 변호사는 보건부서에 대한 지침을 만들었다. 그들은 자료수집, 외과의사의 공중보건 지원, 대중의 지지와 합법적인 활동을 제안했다.
1869	미연방 보건위원회가 메사추세츠(Massachusetts)에서 형성되었다.
1850–1870s	Louis Pasteur dhk Robert Koch는 중대한 공중 보건과 역학적 발견을 했다.
1870–1971	워싱턴 DC(Washington DC), 캘리포니아(California), 버지니아(Virginia)에 보건부가 설립됐다. 그들은 위생, 전염병의 통제, 격리, 소독, 법적 사안, 공공 정책의 문제에 초점을 두었다.
1870–1937	정신과 의사 Alfred Adler는 정신 건강의 많은 개념을 발전시켰다.
1974–1949	심리학자 E.L. Thorndike는 학문과 가설 학습에 중대한 기여를 했다.
1878–1958	심리학자 John B. Watson는 행동주의를 설립하고 발전시켰다.
1870s–1900	Mann의 보고서의 덕분으로 학교 보건 교육이 빠르게 발전했다. 자원봉사 보건 단체들이 성장했다. 아동연구운동과 공중 보건 생성. 전문적인 협회들은 보건, 교육, 전문적 대비를 촉진했다.
1896–1980	Jean Piaget, 아동 교육 심리학자
1901	'보건 교육의 아버지'인 Thomas D.Wood 의사는 뉴욕 콜롬비아 대학에 위생에 관한 전문대처 프로그램을 만들었다. 백악관에서 최초로 아동보건 회의가 이루어졌다.
1901–1978	Margaret Mead는 문화 인류학자이자 인류학적 심리 행동의 지도자이다.
1902	공중 보건 서비스 법안으로 공중 보건과 해영 병원 서비스가 구성됐다.
1902–1987	심리학자 Carl Roger는 인류학적 심리 행동을 발견한 한 사람이다.
1902–1994	Erik.H. Erikson은 아동심리학자, 발달 심리학자로 알려져 있다.
1904–1990	B.E. Skinner은 행동심리학자이다.
1908–1970	Abraham H. Maslow는 동기부여 이론으로 주창한 인본주의 심리학자이다.
1911	교육 소집에서 AMA와 NEA가 건강 문제에 대해 합동 위원회를 열었다.

1912	공중보건과 해양 병원 서비스가 공중보건서비스로 개명되었다.
1918	미 아동 보건 단체는 아동 건강을 보호하고 향상시키기 위해 설립되었다. 현재 미흉부협회(the American Lung Association)의 전신인 연방 결핵협회가 설립되었다. Swally Lucas Jeans는 공중 학교를 포함한 보건 캠페인을 시작했다. 공중 보건 교육자는 기자이자 사회 노동자이고, 간호사이자 의사, 작가다. 보건 교육은 전염병, 소아, 모성사망률, 빈약한 위생 조건들에 초점이 맞춰져 있다. 학교 보건교육은 보통 학교에서 전문적인 훈련프로그램으로 진행된다. 전염병과 영양실조로 인한 아동들과 엄마들의 사망이 매우 높다.
1921	Sommerville과 Matiden 연구는 Claire Turner에 의해 수행되고 보건 교육 지위와 역할을 분명히 규명하였다. M.I.T(Claire Turner에 의해)와 하버드 대학은 보건 교육 프로그램을 개발했고 M.I.T.에서 처음 공중위생 석사학위 프로그램이 시작되었다. Mary Spencer은 콜롬비아 대학에서 처음으로 박사를 통해 보건 교육의 세 학위를 모두 취득했다.
1922	미공중보건기관의 공중보건교육 부문이 설립되었다. 주요 도시의 생명보험 회사는 사람들이 그들 스스로를 돕도록 하기 위해 지역 사회의 간호사들을 고용했다. 예일 대학(Yale University)과 노스 캐롤라이나주(North Carolina State University)는 보건교육커리큘럼을 소개했다.
1930대	지역사회 조직(부모교사 위원회(PTA), 자원 단체와 같은)은 지역사회 내 보건교육을 형성하도록 하는 원동력이 되었다.
1931	Ruth Grout의 Cattagaugus Study는 보건교육과 보건교사 역량의 영향에 대해 연구했다.
1935	사회보장법(the Social Security Act)이 통과했다.
1936	Dorothy Nyswander의 Astoria Study는 학교 보건 서비스에 초점을 맞춘 학교 보건 프로그램의 모든 측면을 연구했다.
1940	지역사회 조직들은 노스 캐롤라이나주(North Carolina State) 인근의 제2차 세계대전 여파와 전염병을 앓는 근로자들의 요구를 보여주었다. 환자 교육의 시작은 매독과 임질에 초점이 맞춰졌다. 행동적 과학 이론과 대인관계와 관련한 접근이 학교의 보건 커리큘럼에 추가되었다.
1942	보건교육서비스 위원장 Mayhew Derryberry(심리학박사)는 행동이론과 행동변화의 훈련 개발을 도모했다.
1943	미시건 (Michigan) 주내 학교-지역사회 공동 보건 프로젝트는 종합적인 학교 공동 보건 프로그램의 효과를 입증했다.
1944	캘리포니아(California)의 학교-지역사회 공동 보건 프로젝트는 종합적인 학교 공동 보건 프로그램의 효과성을 입증했다.
1945	Denver Interest Study는 학생들에게 보건 커리큘럼의 발전을 위한 요구 사정을 한다.

1945	예일대학(Yale University)의 Haven Emerson과 Ira Hiscock에 의해 지역 보건부 인력의 의미가 정의되었다. 예일대학은 이 부분에 대한 활발한 연구가 진행되어 학교 보건 내의 보건 교육 훈련이 활성화 되었다.
1947	460명의 인력이 공식적인 보건 교육자로 고용되었고, 그들 중 300명은 공중보건 학교에서 정식 학위 과정을 마쳤다.
1948	보건과 보건교육학부 전공자들의 국가적인 회의가 보건교육가들의 전문성 정의를 위해 소집되었다.
1949	H.F. Kilander의 지휘 아래 최초 공식 보건교육 전공자들의 교육자들간의 국가적인 회의가 처음 열렸다.
1950	미보건교육협회인, the Society of Public Health Educator(SOPHE)가 공식적으로 결성되었다. 보건, 보건교육 그리고 레크레이션의 대학원 과정을 위한 지침을 결정하기 위한 국가적 학회가 열렸다. 백악관 회의에서 아동과 청소년의 학교커리큘럼에서 훈련된 교사를 통해 보건교육이 이루어져야 한다고 강조되었다.
1953	보건, 교육과 복지에 관한 미국의 부서가 만들어졌다.
1954	캘리포니아, 로스엔젤러스(California, Los Angeles)에서 수행되어진 학교 보건교육연구(SHES)는 전반적인 학교 보건 교육의 영향을 조사했다.
1956	Ed B.Johns가 주최한 두 대학의 보건 회의가 열렸다. 첫 번째로는 보건의 내용과 방법론을 분석했고 두 번째로는 학교 보건 교사들의 전문적인 훈련을 연구했다.
1958	학교 보건 교육의 부서간 학회(Interagency Conference on School of Health Education)에서 다양한 보건 교육의 부문간 효과적인 의사소통이 권고되었다.
1959	Highland Park Conference는 결과적으로 보건 기구, 연구, 집단 관계, 자격승인에 대한 특정한 이슈에 대한 위원회가 결성되도록 하였다.
1961	학교보건교육연구(SHES)는 전국의 백만 명의 학생들에 대한 설문을 연구하고, K-12 보건 교육 커리큘럼을 결성하였다.
1966	보건교육의 대학원커리큘럼 위원회는 건강과학, 행동과학, 교육과 연구를 포함하는 핵심 커리큘럼을 제시했다.
1969	'우리가 알고 싶어 하는 것을 알려 주세요'라는 흥미 있는 설문조사와 요구 사정이 5,000여명의 코네티컷(Connecticut) 학생들에게 조사되었다.
1970s	총체론적인 보건과 복지의 시대 입문
1971	국가적 보건 조직 연합은 전문 보건교육가들의 재원을 이동하도록 하였다.
1972	닉슨 대통령(President Nixon)산하 보건 교육을 주제로 한 대통령 위원회는 환자 교육에 대한 분과 위원회를 만들었다.

1974	보건 교육 기관, 질병 통제 센터(Bureau of Health Education, Center for Disease Control)가 설립되었다. PL 93–641, 국가 보건 계획과 자원 개발 법안(National Health Planning and Resource Development)이 통과되었다.
1976	PL 94–317, 국가 소비자 보건 정보와 보건 증진 법안(National Consumer Health Information and Health Promotion Act)이 통과되었다.
1977	보건교육을 위한 국가 센터가 개설되었다.
1978	보건교육을 위한 국가 센터로 the Role Delineation Project를 수행하였다. PL95–561 전반적인 학교 보건 교육에 관한 사무소가 교육부서 내에 설치되었다. Bethedsa, Maryland에서 보건 교육자들의 준비와 실행의 공통점과 차이점에 관한 국가적 회의가 열렸다.
1979	'건강한 사람들 : 보건 증진과 질병 예방에 대한 보고서(Healthy People: the Surgeon General Report on Health Promotion and Disease Prevention)' 가 출판되었다.
1980년대	건강증진 시대; 건강증진과 보건 교육계획과 평가에 초점이 맞춰졌다.
1980–1985	보건교육의 역할(Initial Role Delineation for Health Education project)에 대한 최종보고서가 1985년에 출판되었다.
1983	지역사회 보건에 대한 계획된 접근 모형(PATCH)이 시작되었다.
1987	미국보건교육연합(AAHE)는 학교와 지역사회의 보건 교육에서 317개의 전문적인 준비 프로그램 목록을 제시하였다.
1988	보건교육자격증 발행을 위한 국가적 위원회가 설립되었다.
1990s	건강증진은 계획, 프로그램 발전과 평가를 중심으로 설립되었다.
1990	승인된 보건 교육 전문가(CHES)를 위한 첫시험이 실시되었다. '건강한 사람들 2000(Healthy People 2000)'은 국가 건강증진, 예방 우선도를 만들었고 처음으로 보건 교육을 포함시켰다.
1991	AAHE 안내책자는 학교와 지역 사회 보건 교육의 전문 프로그램 216개의 목록들을 제시했다.
1992	PATCH는 1990년대 지역 사회 건강 증진 안건을 지목했다.
1995	보건 교육 등급 K–12에 대한 국가적 기준이 발표되었다. 21세기의 보건 교육에 관한 보고서가 나왔다.
1999	"보건교육"이라는 명명은 미 노동부 직업 분류 기준 내에서 수용되었다.
2000	보건교육에 대한 2000 합동 위원회 보고서(Report of the 2000 Koing Committee on Health Education)는 미국 보건교육 저널(American Journal of Health Education)에서 출판되었다.
2001	21세기 보건 교육 보고서를 배경으로 보고서의 진행과 두 번째 국제 지도자 회의가 소집되었다.

성공적인 건강 증진 프로그램은 일터 또는 다른 지역에서 발전되어가고 있으며 몇 가지 신중하게 선택된 프로그램은 일부 조직에 의해 이행되고 있다.

반면에 일련의 전체 프로그램들은 하나의 주요한 조직을 위한 종합적인 건강 증진 프로그램에 필수적이게 되었다. 몇몇 조직은 표적 집단의 특정한 요구를 충족시키기 위한 다각적인 접근을 선호한다.

성공적이고 효과적이기 위한 프로그램의 예방을 위해 종합적인 건강 증진 프로그램이 보다 선호된다. 체중감량 프로그램을 행하는 것은 근로자들이 선호하기 때문이거나 표적 집단의 건강 요구를 충족시키는 것이 아니라 사기 증진과 직원 인센티브 프로그램에 좋다. 이러한 건강 증진 프로그램의 근본적인 목표는 직원들의 건강을 증진시키기 위한 질병예방과 행동변화이며 이는 점차적으로 보건서비스의 이용과 비용을 줄일 수 있게 한다. 주요 작업장에서의 건강 증진 프로그램은 최소한 표 1.2에 있는 별표(*)가 표시되어 있는 모든 활동을 포함시켜야 한다. 모든 건강 증진노력은 필요 결정 과정을 가지고 시작해야 한다. 건강 위해성평가와 건강검진이 그 첫 단계가 되어야 한다. 이것은 실행 후 개선을 입증하는 데이터 기준을 설정하는 데 도움이 되며 필요한 프로그램의 유형을 파악하며, 처음으로 시행되어야 할 프로그램을 확인하는데 도움이 된다.

표 1.2 보건 증진 프로그램, 서비스, 활동들

- 에어로빅 신체단련과 운동,낮은 영향
- 에어로빅 신체단련, 춤과 운동, 높은 영향*
- 에어로빅 수영
- 음주자를 위한 집단 상담
- 알콜중독자의 지지모임
- 허리 통증 예방 프로그램*
- 자전거 프로그램
- 혈압 통제 프로그램*
- 특정한 인구에 대한 혈압 감소 교육 프로그램
- 부모에 대한 아이들의 건강과 발전 교실
- 커뮤니케이션 시스템 – 뉴스레터, 비디오 테이프, 우편, 봉급과 게시판에 넣은*
- 약물투약 상담그룹
- 약물과 약학 사용 교육 특히 노인에 대한
- 직원 인센티브 프로그램(금연, 체중감량, 안전벨트 사용하기, 운동, 안전 성취 등)
- 운동과 피트니스 프로그램*
- 응급처치
- 일반적인 건강 상담*
- 마약중독자의 사회복귀프로그램
- 선택된 주제에 대한 보건 교육 교실*
- 고위험 또는 표적 집단에 대한 보건 교육 프로그램

- 보건 품평회
- 노인을 위한 의료 보험 교육과 상담
- 건강 위험 평가*
- 스페인어나 다른 표적인구의 언어로 된 보건 교육 프로그램
- 영양 평가*
- 영양 상담*
- 영양 교육*
- 또래 상담 프로그램
- 위험 관리 프로그램*
- 프로그램 운영
- 안전 운전 프로그램
- 안전 강좌*
- 사정프로그램 – 콜레스테롤, 스트레스, 혈압, 운동, 허리 운동, 자세 분석 등등*
- 안전 벨트 사용 프로그램
- 금연, 그룹 접근*
- 금연, 개인 건강 상담 접근
- 금연, 표적 집단.– 예 저연령군 엄마, 소수자의 청소년 등
- 스트레스 관리, 그룹 접근*
- 스트레스 관리, 개인 건강 상담 접근
- 다양한 타입, 일, 또는 가족 관계의 지원 그룹
- 조사, 흥미, 선호, 요구 사정*
- 시간 관리와 스트레스 관리*
- 건강을 위한 걷기
- 체중 감량, 그룹 접근*
- 체중 감량, 개인 보건 관리 접근

___

* 포괄적인 건강 증진프로그램 제안 사항

노령화 및 사회 서비스 계획

역사적 사건

역사적으로 보면, 인간의 노화에 대한 걱정은 거의 없었다; 기대수명은 짧았으며 매우 극소수의 사람들만이 고령에 도달했다. 만약 누군가가 그 시대의 삶을 위협하는 전염병이라는 재앙으로부터 벗어날 만큼 운이 좋다면, 가족들은 그가 사망에 이를 때까지 노령자를 부양할 것이다. 한때, 아주 아픈 그리고 아주 가난한 사람들은 후에 요양원으로 인정된 양로원 그리고 다른 기관들에 자리 잡게 되었다. 전염병에 대하여 규명되었고, 그것이 어떻게 병원균이 확산되고 어떻게 통제할 수 있는지를

알기 시작함에 따라 기대 수명이 증가하였다. 물 공급량, 쓰레기, 그리고 하수구를 청소하는 것과 추가로 음식위생의 점검으로 인해 조기사망을 감소시켜준다. 위생 및 기타 공중 보건 대책과 의학의 발전은 가능한 많은 사람들이 오랫동안 생존할 수 있게 하였다. 사람들은 장수하기 시작하였기 때문에 하나 또는 다수의 만성질병을 경험하게 되었고, 이는 (신체적) 장애를 유발하였으며 가정에서의 더 많은 지원과 또는 오랜 기간 동안 돌볼 수 있는 요양기관의 설치가 필요하게 되었다.

1950년에서 1960년 사이에, 노인들과 정책 입안자는 유래없는 많은 의료 딜레마를 직면하였다. 고령에 도달한 많은 사람들이 여전히 생존해 있었고 상당한 비율의 사람들이 병에 걸리고 허약해졌다. 그들은 그들의 부모뿐만 아니라 그들의 아이를 포함한 다른 가족 구성원들보다 오래 살게 되었다. 그 누구도 그들을 부양해 줄 수 없음에 따라 이들 대부분은 부양이 필요해졌다. 그들을 위한 유일한 대안은 양로원으로 보여 졌다.

1950년에서 1960년 내내, 다양한 종류의 장기 요양시설과 협약이 그 지역에 돌연 나타나기 시작하였다. 몇몇의 기존 양로원은 대형 양로원이 되었고, 이는 10-20명의 거주자들에게 개호를 제공하였다. 다른 양로원은 간호사와 직원으로서의 의학적, 사회적 지원인력과 함께 새롭게 요양 병원을 설립하였다.

규제없이 운영되어 온 요양원 내, 다수의 화재와 다수의 사인불문의 노인들의 사망과 더불어 널리 퍼져 있는 요양원의 학대 소식에 의해, 결국 미국의회는 큰 관심을 보이게 되었다. 1961년, 최초로 백악관에서는 노인들을 위한 미국정부는 보건과 사회적 서비스의 전국적인 시스템을 개발하기 위해 연방법과 자본이 필요하다고 결정하였다. 그들의 지원서비스는 가능한 사람들이 그들에 집에 남게 하기 위한 프로그램을 개발하게 되었다. 요양원으로의 이동, 즉 시설화는 노인 분들의 자유와 존엄성들을 잃게 하고 자기 자신의 집안에서 머무는 노인보다 비용이 많이 들게 한다.

1965년, 미국 노인의 법(the Older Americans Act)이 통과되었다. 면적정비 모델 프로젝트를 개발하기 위한 돈이 할당되었다. 수행된 그 프로젝트는 노년층을 위하여 평가, 계획, 건강 및 사회 지원 서비스 프로그램 개발이 필요하였다. 그 서비스는 양면의 목적을 가졌다. 첫 번째 목표는 제도화를 감소시키는 것인데 이는 비용이 많이 드는 뿐만 아니라 불필요한 것까지 감소시키는 것을 포함한다. 두 번째로 가능한 나이 드신 분을 집안에 머물러 있게 하는 것이다. 노인 학자들은 가족과 친구들 즉, 가까이에 있는 주변에 머물게 하는 것이 최고의 방법임을 발견하였다. 그러므로 서비스의 전체적 보완은 노인분들이 집에 머물게 하고 존엄성과 독립성을 유지시키도록 개발되는 것이다.

광역 모델 프로젝트(the Areawide Model Project)는 노인에 관한 지역 단체(AAA)에서 시작되었다. TripleA는 일반대중에서 설립되었으며 종종 국가와 시정부에 의해 관리되어졌다. Area Agency on Aging 프로그램은 새롭게 개발된 지원 서비스를 관리하기 위해 설립된 행정상의 독립체이다.

미국의회의 보고서에 의하면 첫 번째로 가장 염려되는 것은 노인들의 영양 상태이기 때문에, 광역 모델 프로젝트 아래 계획과정의 한 부분으로서 평가 접근방식은 그들의 요구에 초점을 맞추는 것이다. 개발에서 혹평받은 첫 번째 프로그램은 집으로의 음식배달과 저녁 식사 때 모임이었다. 결국 서비스의 전체 연속체는 대부분 AAA로 자리 잡게 되었다.(그림 1.4 참조) 추가로 Triple A를 위해 많은 단체, 병원, 양로원, 돌봄 센터, 노인 센터 그리고 다른 조직체들은 노인들을 위한 특수화된 서비스를 개발했다.

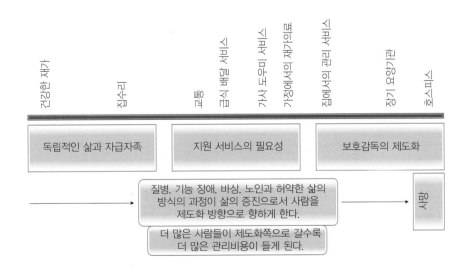

그림 1.4 장기간의 보호 연속체

건강증진 서비스의 필요성

1992년, 미국은 질병으로 아프거나, 사고로 부상을 입은 사람들에게 의료 서비스를 제공하기 위해 국가 GNP의 12.5% 이상 또는 8조 달러($800,000,000,000)를 소비했다. 압도적인 질병과 상해는 막을 수 있었으나 보건관리 시스템과 미국의 정치인들은 질병 예방 대신, 발병 후의 치료 문제와 병폐에 어마한 재원을 사용했던 것이다. 매우 적은 노력과 재원이 건강증진과 질병, 상해 예방에 사용되었다. 건강관리를 하는데 있어 통제 불능한 소비를 억제하기 위한 최상의 방법 중 하나가 질병, 장애, 부상을 예방하는 것이기 때문에 이러한 태도는 바뀌어져야 한다.

표 1.3은 건강상태지표로 선별된 한 예로서 1990년에 캘리포니아에서의 생명과 관련한 사건들의 수를 나타낸다.

표 1.3 캘리포니아의 선택된 생명에 관한 사건, 2000

정상 출산	531,285
살인	2,084
심장병	68,533
암	53,005
자살	3,113
사고	8,814
유아 사망	2,884
태아 사망	3,046
모성 사망	59

자료출처: State of California, Department of Health Services Birth, Death and Fetal Death Records, 2002, Acknowledgement: Phillip Coon, Research Analyst Health Statistics, Riverside County Department of Public Health

이러한 통계는 차이를 생성하는 건강증진과 질병예방 서비스를 실시하는 몇몇 구역을 나타낸다. 출생 수는 참조 틀을 제공해 주는데 다른 8개의 아이템은 건강 증진과 질병, 그리고 부상 예방 등을 통하여 감소될 수 있는 구역이다. 이 다양한 요소가 감소될 때, 캘리포니아 시민들의 건강 상태는 향상될 것이며 이는 전국적으로 유사한 결과가 얻어질 것이다.

오늘날의 산업화된 국가에서 발생하는 대부분의 질병들은 삶의 방식 또는 행동상의 원인과 직접적으로 연관되어 있다. 질병의 관점에서 보면, 미국인 사망의 주요한 원인은 그림 1.5에 제시되어 있다. 상위 4개까지의 사망 원인은 개인의 행동과 직접적으로 연관되어 있으며 이는 미국에서 75.6% 정도 차지하고 있다. 오직 17.7% 정도만이 전염성 질병과 연관이 있었다. 그러므로 건강증진과 질병과 부상예방 활동은 불필요한 질병, 장애, 부상, 그리고 조기사망 등을 상당히 감소시킬 수 있었다. 미국에서의 상위 3개의 사망의 실제적 원인은 흡연, 음주, 영양부족/잘못된 식습관이다. (표 1.4 참조)

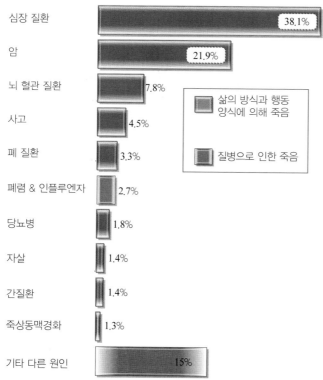

그림 1.5 1991년, 미국에서의 사망 주요원인
출처: National Center for Health Statistics.

보건과 건강 요소 그리고 관련 위험 요인들은 2개의 유형으로 구분할 수 있다:

(1) 하나는 완전히 통제 불가능하며 (2) 나머지는 통제 가능하다.(표 1.5 참조) 건강 증진과 전반적인 복지의 기초는 개개인 자신의 건강과 행동에 관해 책임이 있다는 것이다.

건강 증진과 예방활동은 위험요소에 영향을 끼치고, 그것을 변화시키는 것을 목표로 한다. 건강 증진 프로그램은 거대한 산업, 병원, 지방정부, 그리고 다른 조직들에

증가하는 인지도를 통한 웰빙 그리고 건강 극대화에 대한 정보 선택 제공하도록 고안되어 있다.

건강 검진(Health Screening) 이런 간단한 검사들은 노인들 심층적인 의학평가나 (전문의로의) 이송을 통해 나타난다. 노인에 대한 수집된 정보는 의학 서비스에 대한 요구와 문제 해결을 위한 다른 추천을 결정한다. 좋은 건강 검진은, 소개, 평가, 그리고 후속 조치를 포함한다.

식사 배달(Home-Delivered Meals) 준비된 따뜻한 식사들은 자기들 스스로 요리를 할 수 없는 또는 그들의 집에 음식이 배달되지 않으면 적절한 수준의 기능을 유지할 수 없는 사람들의 집으로 배달된다.

가정개호서비스(Home Health Care) 숙달된 그리고 환자의 체력을 유지하는 데 도움이 되는 간호나 의학서비스들은 그들의 거주지로 제공되어 진다. 의사의 지시, 지원적인 간호 서비스들, 신체적 치료, 언어치료, 직업치료, 투약서비스 그리고 다른 어떤 요구되는 서비스들은 아프거나 회복을 위한 사람 또는 장애가 있는 사람들의 집으로 제공된다.

집수리(Home Repair) 집수리는 응급 기준이나 필요에 따라 지속적으로 제공되어 진다. 이 서비스는 종종 자격증을 가지고 있는 계약자가 있는 기관과 의해 처리되고, 이것이 합리적인 가격에 집수리가 노인들에게 제공될 수 있도록 도움을 준다.

가사 도우미(Homemaker) 특정 서비스를 제공하는 기관에 고용된 사람들은 장애가 있는 그리고 노인들의 집 청소부터 식사준비 같은 집안 돌보는 일을 수행하기 위해 찾아간다.

호스피스(Hospice) 호스피스 관리는 전문화된 사회, 의학 그리고 정신 건강지원 그리고 정기적으로 아픈 고객들 그리고 그들의 가족들을 돌보는 것을 포함한다. 서비스들은 집, 요양원, 병원 또는 따로 독립되어 있는 숙박업소에 제공될 수 있다.

주택 지원(Housing Assistance) 이 영역은 거주하고, 유지하고, 증진하고 주택 비용을 줄이기 위해 노인들을 직업소개, 수리, 유지, 개혁, 갚을 능력을 기준으로 채무를 줄여주는 것 등으로 돕는 것과 같은 것들이 고안된 서비스들이 포함되어 있다.

가정 내 지원(In-Home Assistance) 이것은 노인들에게 그들의 집에서 그들이 독립적으로 사는 것을 유지하는 것을 돕거나 가족들 또는 간병인에게 일시적인 위탁을 제공하기 위해 제공된다. 서비스들은 잡일, 집안일, 가사일 또는 개인적 관리를 포함한다.

법률 상담(Legal Assistance) 법적 충고 그리고 법률가 그리고 법률가 보조원 카운슬링은 노인들에게 지역 중심지 또는 센터 방문을 통해 또는 다른 적절한 장소를 통해 제공된다.

Medigap 상담(Medigap: Medicare나 Medicaid로 보조받지 못하는 의료비의 부족분을 보충하는 민간 의료 보험) 노인들을 위한 이 카운슬링은 그들이 Medicare, Medicaid, 민간 의료보험, 그리고 요양원 보험 정책들을 더 잘 이해하는 것을 돕는다. 상담자들은 노인들이 다른 보험을 구매할 때 불필요할 수 있는 서비스가 있나 확인해주고, Medicare와 Medicaid 내에서 제공하지 않는 급여 부분을 알려주어 그 부분을 보충해주는 다른 보험에 대해 검토를 해준다.

정신 건강(Mental Health) 심리학적, 정신의학, 그리고/또는 사회 활동 서비스들은 이해하기 쉬운 평가, 치료, 참조, 교육 그리고 필요하다면 적절한 훈련을 통해서 노인들의 정신건강을 증진시키고 유지시킨다.

옴부즈맨(Ombudsman) 민원처리 감찰관은 대부분 요양원 관리자들 그리고 독립적인, 객관적인, 중립의 사람들로써 갈등을 해결하고 조사하는 사람들이다. 그들은 관리의 질, 음식, 재정, 의미 있는 행동들, 손님들의 선택, 거주자들의 권리 등에 대한 문제 해결을 돕는다.

임시 간호(Respite Care) 이 서비스는 허약하거나 건강이 나빠진 노인들을 위해 실제적으로 하루 종일 집에서 관리를 하는 가족들 또는 관리인들에게 휴식을 제공하고 지원하기 위한 서비스나 활동들을 포함한다.

보안/범죄 예방(Security/Crime Prevention) 이 서비스는 노인들에 대한 안전과 보안을 향상시키고, 범죄에 대한 불안감을 줄이고, 희생자가 될 기회를 줄이고, 희생자였던 사람을 돕는다. 이 프로그램은 포함할 수는 있지만 안전 그리고 보안, 서비스들의 호위, 자기보호 트레이닝이나 보안 등의 장치로 제한되지는 않는다.

노인 운전 교육(Senior Driver Education) 두 가지 유형의 교육 프로그램이 노인을 위해 개발되었다. 하나는 두려움을 줄이기 위해 접근 운전예방과 운전 실력 향상이다. 그리고 두 번째 프로그램은 한번 또는 이상의 교통위반티켓을 받았던 사람들을 위한 것이다. 그리고 사고들과 미래의 교통위반티켓들을 줄이기 위해 방어적 운전/교통 학교 접근을 사용하는 것이다. 프로그램들은 노인 그리고 커뮤니티 센터들 같은 다양한 방식으로 제공된다.

지리단체(Support Groups) 특별히 정서적인 요구들이 필요한 사람들의 정기적인 미팅은 멤버들이 닥친 문제들에 대해서 나누고 토론한다. 이 그룹들은 노인 전용 아파트, 병원, 고령자 센터, 교회, 그리고 사회 이익 집단들에 의해 조직화 된다.

전화서비스(Telephone Reassurance) 보건인들은 자발적으로 외출할 수 없는 또는 걱정스러운 사람들에게 매일 전화한다. 동시에 그들의 안전과 건강을 확인하기 위해 전화한다.

수송(Transportation) 밴 또는 미니버스들은 의사, 약사, 병원, 클리닉, 노인센터, 교회, 가게에 장애가 있는 환자나 또는 노인을 운송하기 위해 제공된다.

자원봉사 프로그램(Volunteer Program) 만약 효과적인 자발 프로그램이 개발되거나 운영되면 단체들은 좀더 효과적으로 운영되고 지역사회에 대한 의미가 더해진다. 노인들과 봉사자들이 함께하는 프로그램들은 의미 있는 일이 될 것이다. 노인을 위한 자원봉사자들을 통해 제공되는 프로그램은 중요한 일을 해내고 최소의 지시사항을 받을 것이다.

노인 서비스를 위한 프로그램 개발

지난 50~60년 동안의 향상된 공중보건, 예방의학, 보건교육 그리고 의학기술들은 구조화된 인구와 산업화된 나라에서 굉장한 변화들을 겪었다. 대부분의 미국인들은 그들이 1900년대 살았던 것보다 더 오래 산다. 1900년대 사망 주요 원인은 폐렴 그리고 상부 호흡기 질환들, 결핵 그리고 통제 불가능한 퍼져 있는 유해한 박테리아 그리고 병원균들 때문에 생긴 감염성 질환이다. 공중보건 통계들을 보면 더 많은 사람들이 장수하는 것을 알 수 있다.(그림 1.5 참조) 공중보건의 주요 노력은 삶의 기대수명을 포함해서 깨끗한 공중수도 공급, 위생, 예방의학 프로그램, 전염성 질병에 대항한 면역과 같은 방식으로 바뀌고 있다. 보건 교육은 어린 시절에 예방접종 프로그램과 같이 널리 보급되었던 정보들에서 노력하고 있고 발전시키고 향상시키고 있다. 의학과 페니실린 그리고 다른 항생제와 같은 약들을 통해 삶의 방식을 측정하고 변화시키며 의학 기술을 발전시킨다. 그리고 새로운 외과 기술들을 통해 급격히 성장하는 노인들의 인구 부분을 관리해 준다.

65세 이상의 그룹들은 빠른 속도로 계속 증가하고 있다. 그리고 이들은 이제 미국 인구의 주요 부분을 차지하고 있다. 이 그룹은 몇 개의 방법들로 분류된다. 첫째, 노인 그룹은 젊은 노년층(young-old)이다. 더 건강하고 독립접이고 활동적인 그룹이다. 두 번째 그룹은 고연령 노년층(old-old_이다. 그들은 70후반 그리고 70후반을 넘었지만 아직 꽤 건강하고, 독립적이고 활동적이다. 세 번째, 그룹의 노인들은 허약("frail") 그룹이다. 그들은 정신적 질병, 만성 질병 그리고 장애 때문에 저항력이 없고 아픈 위험한 그룹이다.

고령자의 요구를 부합하기 위해 프로그램 개발 관리자들 그리고 기획자들은 그 인구에 대해 잘 이해하는 것이 필요하다. 주요 인구 통계학 그리고 미국인들의 고령층에 대한 인구데이터 검토는 중요하고 의미 있는 일이다. 최근에 미국인들의 전체인구 중 연령분포가 주요한 변화가 있었다. 대략 28~30백만 미국인들, 약 인구의 12%가 65세 이상이다. (특히) 75세 그리고 그 이상의 그룹은 이제 미국 인구에서 빠르게 증가하는 부분이다. 여성이 남성보다 65세 그리고 그 이상의 인구 비율이 더 높다. 1984년에 16.7백만 노인여성 그리고 11.3백만 노인 남성의 비율을 차지했고, 또는 65세 이상의 노인 중 148명의 여성이 매 100명의 남성을 차지하고 있다. 1983년, 백인은 91.9%를 차지하고 있고 (65세 이상의 인구)그 다음은, 흑인이 두 번째로 큰 그룹으로 7.7%을 차지하고 있고 히스패닉은 인구가 0.3%를 차지하고 있다. 그리고 다른 그룹으로써 아시아인은 나머지 1퍼센트를 차지하고 있다. 1950년에서 1983년에 삶의 평균 기대수명은 여성은 71.7세에서 78.1세로 7년이나 증가했다. 같은 시기에 남자는 평균수명이 65.6년에서 71년으로 5.4년 증가했다.

미국의 노인들에 대한 추가적인 데이터 그리고 인구통계학적 사실들은 노인을 위한 프로그램을 기획하고 개발하는 사람들에게는 도움이 될 수 있다. 노인들은 젊은 사람보다 더 짧은 정기교육을 받았다. 1984년에 노년층에 의해 학교에서의 연간 (년) 교육을 받은 연수는 11.4년이었다. 1988년 대략 9%의 노인들은 4년 또는 그 이상 대학교육을 받았다. 15%의 인구가 학사 학위를 가지고 있었다. 65세 이상의 풀타임 고용자 중에서 24%의 노인이 고용되었고 그 중 11.6%가 남자, 4.2%가 여자였고 파트타임 직업에 4.3%의 남자 그리고 4.0%의 여자가 고용되었다.

1984년 노인들의 중간 소득은 남자 $10,450, 여자 $5,200를 받았다. 친인척이 아닌 사람과 같이 사는 또는 혼자 사는 노인들은 가족과 또는 다중세대에 사는 노인보다 소득이 적을벌 가능성이 높다. 미국 내 노인층의 저소득층 분포는 불균형을 보여주고 있다. 65세 이상의 노령층 중 21%가 빈곤수준 이하의 생활수준을 영위하고 있다.

어떤 신념에서 유래된 이야기 혹은 오해와는 다르게 노인들은 일반적인 인구에서 더 전형적이다. 대부분의 65세 이상, 특히 젊은 노년층(Young-Old)는 대부분의 사람들이 알고 있는 독립적이고, 활동적이고 꽤 건강한 노인이라고 분류하기 어려운 할머니, 할아버지이다. 오직 4~5%의 노인인구가 요양원에 있다. 요양원에 있는 평균 나이는 82~85세이고, 대부분의 이 노인들은 4~5개의 만성질병을 가지고 있고 심각한 질환은 앓고 있다. 사실 71%의 노인들은 배우자와 살고 있고 부가적으로 7%는 자녀들 또는 친척과 살고 있다. 여성의 경우 오직 36%가 배우자와 살고 있고 18%는 친척과 자녀들과 산다. 독거 노인들은, 대부분 그들이 자주 방문할 수 있도록 가족들과 가까이 산다. 오직 5%의 노인들이 2주 간격으로 가족 또는 친구의 방문 없이 지낸다고 연구는 보여준다. 오직 30%의 노인들이 혼자 산다. 대부분의 노인들은 사회적으로 고립이 안 되어 있고 아직 많은 노인들은 외로움에 고통 받지 않는다. 몇몇은 사회적, 활동적으로 지낸다. 75%는 교회의 일원이고 또는 유태교회당의 일원이다. 그리고 50% 이상이 자원봉사 단체이다.

보건과 사회 서비스의 필요

오늘날, 노인들을 위한 많은 프로그램들 그리고 지원 서비스들이 많은 지역사회에서 잘 되어 있고 원활하게 기능한다. 하지만 여전히 노인층의 요구에 봉사하는 특별한 프로그램이 부족하다. 증가하는 노인의 수에 도달하는 사람이 많아지면 요구 그리고 보건관리의 수요 그리고 사회 서비스들이 증가할 것이다. 동시에 어떠한 경우에는 연방 정부와 주정부의 건강 그리고 사회프로그램들을 위한 재정지원이 감소 또는 소멸될 것이다. 정부의 프로그램들이 고령사회의 요구를 따라가지 못함에 따라 병원들 그리고 민간 보건 단체들은 서비스들을 개발한다. 따라서 이러한 노력들이 재정적으로 가치 있다는 것을 보증하기 위해 효과적인 자원의 사용이 필요하다. 이것은 효과적이고 검증된 기획방법과 접근방법이 필요하다.

한 연구에 따르면 많은 계획, 프로그램 발전, 그리고 몇 년에 걸쳐 발전되고 사용된 평가방법들은 그 과정에서, 용어, 그리고 기술에서 유사한 것이 손쉽게 발견되어진다. 어떤 방법들은 다른 방법들보다 상대적으로 단순하다. 기술은 경험에서 다양하고 다른 접근을 갖는다. 하지만 기본적 원칙은 똑같다.

실제 계획 그리고 프로그램 개발과정은 이 책에서 제시된 모형에 있는 단계만큼 잘 맞아 떨어지고 있지 않을 수도 있다. 계획들은 프로젝트가 할당되거나 게시될 때 이미 실행 중이거나 완성되었을지도 모른다. 프로그램 개발과 계획을 맡고 있는 사람은 만약 그 프로젝트가 보다 정확한 정보를 요구하는 경우에 또는 부가적으로 특정 복잡한 계획 방법론이 필요한 경우에는 다른 과정들과 접근들을 시험하는 것이 필요하다. 만일 그렇다면 그 계획자는 다른 계획이나 행정부 문서, 매뉴얼에서 방법을 찾아야 할 것이다. 만일 더 많은 복잡하고 새롭고 혁신적인 방법이 필요하다면, 기획자가 특정 상황이나 프로젝트 개발된 이 책에서 소개되지 않은 다른 접근과 방법을 제외해서는 안된다.

참고문헌

1. Bloch, A. Murphy"s Law: Book Two. Los Angeles: Price/Stern/Sloan, 1981.

2. Timmreck, T. C. "Working Model of Patient−Health Education." Radiologic Technology 51, no. 5 (March/April 1980): 629 − 635.

3. Deeds, S.G. The Health Education Specialist: A Self−Study Guide for Professional Competence. Los Alamitos, CA: Loose Canon Publications, 1992.

4. O"Donnell, M. P. Health Promotion in the Workplace. New York: John C. Wiley, 1984.

5. Saunders, R. P. "What is Health Promotion?" Health Education 19, no. 5 (Oct./Nov. 1988): 14 − 18.

6. Timmreck, T. C., Cole, G. E., James, G., and Butterworth, D.D. "The Health Education and Health Promotion Movement: A Theoretical Jungle."" Health Education 18, no. 5 (Oct./Nov. 1987): 24 − 28.

7. Deeds, S.G. The Health Education Specialist: A Self−Study Guide for Professional Competence. Los Alamitos, CA: Loose Canon Publications, 1992.

8. Rubinson, L. and Alles, W. F. Health Education: Foundations for the Future. Prospect Heights, IL: Waveland Press, 1984.

9. Spiegel, A.D. and Hyman, H. H. Basic Health Planning. Germantown, MD: Aspen Publishing, 1978.

10. Pegels, C. C. Health Care and the Older Citizen. Germantown, MD: Aspen Publishing, 1988.

11. Hyman, H. H. Health Planning: A Systematic Approach. Germantown,

MD:Aspen Publishing, 1975.

12. McCenaghan,W. A. American Government. Newton, MA: Allyn and Bacon, 1985.

13. Office of Disease Prevention and Health Promotion, U.S. Public Health Service, U.S. Department of Health and Human Services. Disease Prevention/Health Promotion:The Facts. Palo Alto, CA: Bull Publishing Company, 1988.

14. Payne, B. P. "The Older Volunteer: Social Role Continuity and Development," The Gerontologist 17, no. 7 (July 1977): 356 – 360.

15. U.S. Bureau of Census. Current Populations Reports, 1985.

16. National Center for Health Statistics. Health U.S., 1985.

17. AARP, A Profile of Older Americans, 1985. Washington, DC:American Association of Retired Persons, 1985.

18. Timmreck,T. C. Study and Results of the Survey Conducted by the Cache County Independent Living Project (Areawide Model Project). Logan, UT: CYN Publication, 1973.

제 2 장
처음부터 시작하기 :
강령

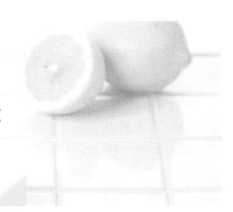

PARKINSON의 법칙 아이슈타인 확장

작업 프로젝트는 이용할 수 있는 공간을 채우면서 확장한다.

WETHERN의 판단 보류 법칙

추측은 실패의 어머니이다.

MURPHY's LAW

단원 목표

2장의 주요 목적은 :

1. 계획과 프로그램 개발이 실패한 이유를 검토한다.

2. 강령(mission statement)의 정의와 목적(goals)과 목표(objectives)의 정의를 비교한다.

3. 강령(mission statement)의 기능, 구성요소, 목적을 설명한다.

1단계
강령(mission statement) : 일반적 개념과 주요 목적

• 보통 일반적인 관찰, 명백히 보이는 욕구나 흥미, 요구사정 결과에 기반한다.

피해야 할 함정

계획과 프로그램 개발이 실패한 몇 가지 이유들은 경험을 통해 인식, 입증되어 왔다.

이 함정은 다음을 포함한다.

1. 조직 내 최고 경영진은 계획 절차를 지하지 않는다. 만일 최고 경영진이 알맞은 자원, 자료, 재료, 재정을 이용하여 프로그램의 발전과 계획 과정을 지원하는데 실패한다면 계획과 실행은 기대에 미치지 못하거나 실패할 것이다. 최고 경영진은 프로젝트가 계획되고 시행되는 것뿐만 아니라 계획과 프로그램 개발 과정도 철학적, 정치적으로 수행해야 한다.

2. 계획과 프로그램 개발은 조직 내에서 사용되는 경영상의 계획뿐만 아니라 전체 관리 시스템, 전략적 계획으로 통합되지 않는다.

3. 경영자와 계획자들은 계획의 다른 차원들(예산 계획, 경영상의 계획, 프로그램 발전, 전략적 계획, 목표에 의한 관리)을 이해하지 못한다.

4. 모든 급의 경영진이 프로그램 개발과 평가에 직접적으로 참여하는 것은 아니다. 계획은 많은 경우에 위임되기 때문에 관리자들은 과정, 결과에 대한 책임을

　　지지 않는다.

5. 프로그램 개발과 계획 대한 책임은 전적으로 계획 부서에 있는 것이고, 경영진들은 마찬가지로 과정, 결과에 대한 책임을 지지 않는다.

6. 프로그램을 한 번에 너무 많이 시도하거나 계획하지 않아야 한다.

7. 최고 경영진은 계획과 프로그램 개발의 기본 전제를 이해하지 못한다. 따라서 계획은 유연해야 하고 일의 진행과 환경의 변화에 따라 수정이 가능해야 된다. 지속적인 변화의 시대에서, 경영진들은 변화에 따르는 것 없이 예정된 계획 그대로 정확하게 실현되기를 바라는 실수를 하기도 한다.

8. 최고 경영진은 계획을 한 번에 완성시키지 못한다. 이는 그들이 처음에 계획 과정에 참여하지 않았기 때문인 것으로 보인다.

9. 재정 계획과 예산에는 유일한 기준이 사용되지만 이것이 프로그램 개발의 충분한 근거가 되는 것은 아니다.

10. 계획 과정에는 부적절하고 제한된 정보가 사용된다. 좋은 계획은 관련된 모든 정보의 수집을 통해 이루어진다.

11. 전체 프로그램 개발과 계획 과정이 무시되는 반면 경영 참여의 중요성을 포함한 계획의 한 면은 강조된다.

정의

　　강령(mission statement)은 조직의 전반적인 방향과 목적에 대한 자세한 정보를 가진 진술이다. 게다가 어떠한 시간적 제한을 받지 않고 계획과 의사결정을 도와주는 경영상의 진술이다. 강령은 조직의 철학을 포함해야 한다. 즉 제공되는 서비스의 수준과 유형을 구체화하고 조직의 주요 기능을 설정하며, 서비스 지역이나 인구, 다른 조직과의 공식적 · 비공식적 관계에 대해 인식해야 한다.

　　강령은 목적(goal)이 아니다. 목적은 계획과 프로그램 개발에 따라 다르게 보인다. 목적은 강령이나 목표(objective)와는 다른 의미와 특별한 기능을 가지고 있다. 이들 각각은 계획과 개발에서 특별한 역할과 기능을 수행하므로 이 세 구성요소를 구별하는 것이 중요하다.

　　건강 증진, 사회 · 보건적 서비스 계획에서 정의되고 사용되는 목적은 측정할 수 있는 미래의 상황과 상태에 관한 진술이다. 목적은 목표와 다른데, 이는 목적에 기한

이 없고 보통 광범위인데다가 상대적으로 넓은 사야로 바라보며, 목표 설정을 돕기 때문이다. 목표는 목적의 달성과 강령의 이행에 사용되며 목적은 활동을 통해 성취 가능하다. 목적의 구체적 활동을 묘사하기 위해 사용되는 도구가 목표이다. 하나 또는 여러 개의 목적은 강령 성취에 필요하다. 수많은 목표는 각각의 목적 성취에 필요 하다.

건강 증진과 사회·보건적 서비스 프로그램의 개발과 계획에 사용되는 목표는 단 기간의, 측정 가능한, 완성까지의 시간제한, 마감일을 가진 구체적 활동들이다. 목 표는 목적에 도달하기 위해 사용된다. 그들은 어떠한 기준과 시간제한에 의해 활동 들이 누가, 얼마만큼의 범위로, 어떤 상황에서 수행, 완성되어야 할지를 구체화한 다. 목표는 이미 정해진 목적을 성취하는데 필요한 구체적인 과업이다.

강령의 발전

견실하고 유용한 강령의 개발은 계획과정에서 첫 번째로 주요한 활동이다. 사적· 공적 조직들은 각각 강령을 가져야 한다. 모든 프로젝트나 서비스 또한 그들의 강령 으로부터 이득을 얻을 수 있다. 계획 과정을 이용하는 조직은 그렇지 않는 조직보다 더욱 성공할 가능성이 높다. 강령은 모든 계획 활동의 첫 단계이다.

강령은 개인이나 작은 그룹이 조직에 가져올 수 있는 것보다 더 값어치 있는 조직 의 정체성을 확립한다. 그것이 심지어 개인적인 변화일지라도 견고한 미래의 방향과 가치가 된다. 적합하게 개발된 강령은 개인과 조직의 욕구를 충족시키고, 성취할 목 표를 세우고, 가치 있는 활동에 참여하고, 깨닫고, 설정한 과업을 성취하고, 사람이 개인적·전문적으로 진보하고, 조직을 앞으로 나아가도록 하고, 진보와 성장의 부 차적 단위를 돕고, 경쟁을 뛰어넘어 충족·성공시키고, 존경을 얻도록 한다. 따라서 강령은 조직적 믿음, 가치, 열망, 위치의 공공 선언이며 사고방식을 성공으로 향하 게 한다.

강령은 광범위하다. 지향하고자 하는 바로 강령은 목적, 목표, 전략의 범위를 고 려한다. 그 진술은 창조적인 성장, 확장, 새로운 가능성에 대한 고려를 받아들이기 에 충분히 넓은 범위를 가져야 한다.

목적과 기능

건실한 강령은 프로젝트와 프로그램의 기본 목적을 다른 프로그램과 구분하여 설정한다. 강령은 프로그램의 범위를 확인하고 프로젝트, 프로그램 또는 서비스에 대한 전반적인 방향을 알려준다. 한 번 설정되면 그 목적은 지속되어야 한다. 이러한 중요하고 일반적인 선언이 우선순위, 방향, 목표, 목적, 계획, 전략의 설립에 대하여, 그리고 활동 공식과 수행과제에 대하여 기초를 형성한다.

구조와 부분

계획과 프로그램의 발전 과정의 가장 기초적이고 뚜렷한 부분인 강령은 종합적이며 광범위하다. 강령에 유용한 몇 가지의 주요부분은 다음과 같다.

- 진술의 주요요소로서 프로그램을 아우르는 철학, 가치, 신념
- 조직과 프로그램의 자아 개념 발견
- 조직 책무의 진술은 성장되고, 안정적이며, 지켜져야 한다.
- 일반적인 서비스, 집수지역, 표적 집단, 시장에 대한 인식 제공
- 특정한 서비스와 프로그램의 진술은 제공되어야 한다.
- 서비스 또는 프로그램에 대해 바라는 공공 이미지에 대한 진술은 발전, 제공되어 오고 있다.

합당성과 확실성

보건증진, 사회와 보건서비스는 보이지 않는 임무로 비난받아오고 있다. 그중에서도 특히 예방이 언급되고 있다. 대부분의 강령은 범위가 넓고, 이상적이고, 형태가 보이지 않는다. 이것은 계획처리를 통해서, 그리고 강령과 목적을 지지하기 위한 목표를 씀으로써, 강령은 실재하는 것이 되고 의미있어 진다. 조직의 성취는 오직 구체적이고 명백한 강령을 이행하기 위해 목적과 목표에 집중될 때에 측정될 수 있다. 목적이 측정 가능한 활동일 때 강령을 성취하기 위한 자원의 배분이 가능해진다. 실패의 가장 흔한 이유 중의 하나가 자원의 배분 또는 그의 부족이다. 최고 경영진이 때때로 프로젝트의 계획, 새 프로그램 또는 서비스에 충분히 투자하거나 지지하지 못

하는 것은 자명하다. 그러나 적절한 계획과 목표 설정의 부족에 대한 변명은 충분하지 않다. 계획 진행의 합당성은 최고 경영진이 언어적 지지와 적절한 자원을 줄 때 이루어진다.

합당성은 강령과 조직의 목표가 직원과 관리자 모두에게 수용, 포용될 때 가장 잘 목격된다. 이 둘은 지지와 협력을 북돋아 주는 것으로 보이며 프로그램의 성공에 필수적이다. 만일 강령과 목표가 합법적이지 않다면 직원과 관리자들의 지지는 완전하지 않을 것이며, 질문의 결과로 유용성에 대한 의심이 생긴다면 경영에 대한 관심과 이슈는 무의미한 토론이 될 것이다.

흔히 조직적인 강령에 대한 개인의 해석은 조직의 목표보다 개인의 목표를 불러일으키기도 한다. 구체적인 목적이 부족할 때 다른 요인들은 강령이 긍정적으로 인식되는지 아닌지를 결정한다. 나이 들고, 가난하거나 도움이 필요한 사람들을 위해 봉사하는 조직에서 그 조직의 강령을 대신하기 위해 개인이 이타적인 노력을 하는 것은 쉬운 일이다. 많은 건강 증진, 건강관리, 복지 시설의 직원들은 그 자체의 목적에 더 많은 가치를 둔다. 게다가 새로 시작하는 모금 프로그램이 조직의 강령과 목표가 아닌 재원의 수요에 따라 움직일 때, 새로운 보조금이 강령에 잘못 이용될 수도 있다. 따라서 프로그램 개발의 과정에서 강령과 목표는 조직 내 각계각층 직원들에게 수용되고 이해되고 지지되어야 할 필요가 있다. 강령들과 목표들은 그것을 지지하고, 그 안에서 일하고 또는 잠재적으로 프로그램의 발전과 계획 과정에서 실패할 가능성이 있는 모든 구성원들에게 홍보, 의사소통 되어져야 한다.

최고 경영진들의 지지를 받은 공문은 강령이 가치 있는 것으로 받아들여지도록 돕는다. 건강증진과 보건·사회적 서비스의 사명에 대한 명백한 진술의 필요성은 그것을 분명하게 이야기 할 역동적인 지도자와 함께 초창기부터 경영관련 서적에서 논의되어 왔다.

참고문헌

1. Bloch, A. Murphy's Law: Book Two. Los Angeles: Price/Stern/Sloan, 1981.

2. Ringbakk, K. A. "Why Planning Fails." European Business 29 (Sept. 1966): 15.

3. Hyman, H. H. Basic Health Planning Methods. Germantown, MD: Aspen Publishing, 1978.

4. Fayol, H. General and Industrial Management. London: Pitman Publishing Limited, 1949.

5. Timmreck,T. C. Dictionary of Health Services Management, 2d ed. Owings Mills, MD: National Health Publishing Co., 1987.

6. Pearce, J. A. and David, F. "Corporate Mission Statements: The Bottom Line." Academy of Management EXECUTIVE 1, no. 2 (1987): 109–116.

7. Numerof, R. E. The Practice of Management for Health Care Professionals.New York: AMACOM, 1982.

8. Selznick, P. Leadership in Administration.New York: Harper & Row, 1957.

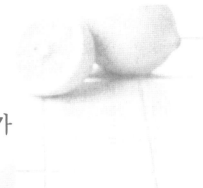

제 3 장
조직 및 지역사회 평가

1. 단호함 그 자체로 미덕은 아니다.
2. 결정하지 않기로 결정하는 것은 결정이다. 결정하는 것을 실패하는 것은 실패다.
3. 행정부 존재의 중요한 이유는 정책에 분별 있는 예외를 만들기 위해서이다.

MURPHY's Law

단원 목표

3장의 주요 목적은 :

1. 기관 내부 사정에 대한 접근법을 검토할 수 있다.

2. 계획 절차와 제안된 프로그램 개발의 행정부 수용을 평가할 수 있다.

3. 프로그램 개발에 필요한 조직의 자원 검토 및 평가를 할 수 있다.

4. 제안된 프로그램에 대한 자원의 가용성을 결정할 수 있다.

5. 외부 사정에 대한 접근법을 검토할 수 있다.

6. 외부 환경(지역사회)에서 제안된 프로젝트의 과정과 발전에 대한 가능성의 평가와 수용을 할 수 있다.

7. 프로젝트를 지원하기 위해 필요한 지역사회의 자원에 대한 검토와 평가를 할 수 있다.

8. 제안된 프로젝트를 위한 지역사회 자원의 유용성과 지역 공동체 일원들의 프로젝트 지지를 결정할 수 있다.

9. 새로운 프로그램과 프로젝트의 개발과 실행에는 법규, 기업 정책 및 개업인가 등이 포함된 법적인 측면을 검토할 수 있다.

2단계

완성 : 기관의 사정 및 평가, 자원의 재고 조사, 규정과 정책에 대한 검토

내부 사정(평가)

• 조직이 프로젝트를 수행할만한 능력과 자원을 갖추고 있나?

• 프로젝트가 완성된다면 누가 관심을 가지게 될 것인가?

  예를 들어, 서비스를 받게 될 노인들이나 경영진 등

외부 사정(평가)

• 지역사회가 해당 계획을 수용하고 지지할 것인가?

• 프로젝트에 영향을 미치는 정부의 규제(정책)은 어떤 것이 있는가?

• 법적인 문제가 있는가?

• 지구제(구역제)의 고려사항은 어떤 것이 있는가?

점과 약점이 재검토를 필요로 하고 게다가 제안된 프로젝트를 지지하는 내부 기량이 깊이 생각되어야 한다.

강점과 약점에 대한 평가 활동들

기관의 내부적인 방침이나 문제를 평가하는 한 가지 방법은 그룹 브레인스토밍 유형을 시행하는 것이다. 이 기간 동안 강점과 약점은 약점의 원인이 될 수 있는 모든 것에 대한 토론을 결합하는 칠판이나 큰 종이판에 항목화 될 것이다.

돈과 재정

프로그램 개발의 주요한 장애물 중 하나는 자금의 부족이거나 후원기관의 의지 부족이다. 제안된 사업(프로젝트)이 공식적으로 후원 받는 연구 과정이 아니라면, 그 사업은 조직의 제한된 예산에서 크게 중요한 것으로 고려되지 않을 것이라는 추가적인 제약도 포함된다. 조직의 행정부(경영진)가 프로그램 개발에 후원을 약속하는 경우, 제안된 사업은 재정적으로 그리고 정치적으로 지원받는다는 강력한 심리적, 정치적 메시지가 될 것이다. 요청한 재정을 받을 확률이 적다면, 프로젝트 감독자는 프로그램의 실제적인 위치와 행정상의 지원에 대해 재고해 봐야 할 것이다. 요점은, 기획자는 프로젝트를 계속 진행시킬 것인지 중단시킬지를 결정하거나, 최소한 이 문제에 대해서 경영진과 논의해 보아야 한다는 것이다.

학습 확인 질문

□ 심리적, 정치적인 측면에서 조직의 경영진이 계획 중인 프로젝트의 성공을 위한 충분한 재정의 지원과 자원을 보장할 수 있는가?

공간과 물리적인 시설들

공간의 필요와 계획과정에서의 공간 제한은 제한된 프로젝트의 범위와 폭에 달려

있다. 만일 당신이 고령자들을 위한 외래환자 센터를 운영한다면, 새롭게 리모델링
된 검사실과 접수센터, 외과의사 사무실, 창고 등이 필요로 되어 질 것이다. "고령자
를 위한 보건교육"이라는 건강 증진 프로젝트를 시작했다고 가정하자. 창고와 사무
실을 제외하고는 교실과 같은 필요한 공간은 임시 혹은 예비로 기존의 공간과 시설
을 이용하는 것으로 추가적인 공간이 필요 없이 이용이 가능할 것이다. 노인들을 위
한 교통사업을 개발하려는 경우, 파견 사무소, 프로그램 관리자, 유지 보수비용 및
주차장 등과 같은 설비들이 필요할 것이다. 병원과 같이 점유율이 낮은 대규모의 단
체는, 존재하는 여분의 공간에 새로운 프로젝트를 수용할 수 있다. 대부분의 기관들
은 회계 또는 예산 측정과정을 통해서 그 비용과 공간의 사용 정도를 측정해야 한다.
외부의 보조기금이 있는 경우, 조직이나 단체가 임대공간의 사용료를 지불거하거나
특별한 공간의 인수를 위한 기금으로 사용할 수 있다.

　기획자는 제안된 프로젝트에 사용할 수 있는 적절한 시설이 있는지를 확인해야 한
다. 특히 고령자나 장애인들을 위한 적절하게 계획된 충분한 공간과 프로젝트 공간
이 중요하다. 휠체어를 위한 경사로의 부족, 좁은 문, 그리고 부적절한 화장실 등의
시설은 장애인의 접근성을 낮추고 프로젝트의 성공에 장애가 될 수 있다.

학습 확인 질문

☐ 심리학적, 정치학적으로 조직의 경영진(행정부)은 현재 계획 중인 프로젝트의 성
　공을 보장할 수 있는 적절한 건축 공간을 약속하는가?

☐ 외부의 공간을 인수할 수 있는 기금이 있는가?

☐ 조직의 외부에 무료 또는 사업 협정에 의해 사용할 수 있는 지역이나 공간이 있는
　가? – 고령자 센터에서 고령자를 위한 보건 교육을 제공하는 것과 같이, 임대료
　는 발생하지 않으면서 두 집단 모두에게 이익이 되는 공간이나 지역

인력(Personnel)

　건강 증진과 건강관리, 그리고 복지 서비스에서는 재정 지출의 대부분이 개인의
자산으로 이루어진다. 이상적으로 병원이나 기관, 또는 조직의 보조금에는 혜택이나

관리 비용뿐만 아니라 임금까지 포함된 보조금을 선호한다. 새 프로젝트를 개발하고
자 하는 모든 조직의 경영자는 대부분 인사 요구 사항과 인력의 필요와 수효에 대해,
특히 인사 비용의 28~35%를 이루는 급여와 혜택의 요구사항에 대해서 미리 알고 싶
어 한다.

　프로젝트의 직원채용은 새로운 프로젝트 계획에 있어서의 중요한 재무 제약 조
건의 하나이기 때문에, 인력의 필요사항은 신중하고 끝까지 잘 생각해서 기획해야
한다. 모든 직원들의 지위는 신중하게 그 타당함을 보여줘야 한다.(제10장의 Work
Flow를 보라)

　직원 채용에 사용될 보조금과 예산이 작성되었다면, 재정적인 제약 조건을 쉽게
관리할 수 있다. 그러나 만일 프로젝트의 인사에 사용될 외부 기금이 없다면, 조직은
채용의 필요성뿐 아니라 프로젝트에 필요한 충분한 인사(채용)에 관해서도 평가(사
정)해야 한다. 대부분의 직원채용에 대한 약속들은 행정부에 앞서서 만들어 졌지만,
실제로 프로젝트가 운용될 때 약속된 수준의 인력 고용이 된 적이 없다. 그러므로 정
규직원과 프로젝트에 대한 지원에 대한 현실적인 논의는 프로젝트의 기획 초기 단계
에 해야 한다.(예산 개요에 관한 부록 A를 보라)

　몇몇의(어떤) 행정관들은 기획의 마지막 단계에서 그들의 마음을 바꾸어 프로그램
디렉터에게 프로젝트를 수정하고, '시범사업(pilot project)'의 수준으로 규모를 축소
하라고 요구한다. 시범사업이란 사업의 성공 가능성에 대해 실험해 보는 것으로, 프
로그램 개발에서 일반적인 접근법의 하나이다. 그러나 만일 시범사업이 인력규모 감
축 이후에 행해진다면, 프로그램의 성공은 위험에 처하게 된다. 시범사업을 행하려
고 한다면, 반드시 계획초기에 접근방식에 대한 논의가 이루어져야 한다. 만약 선호
된 접근법과 계획시작에 계획된 접근이라면, 시범사업은 프로그램을 시험하는 가치
있는 접근법이 될 것이다. 그러나 만일 시범사업이 행정부가 전적인 지지를 주저한
다는 이유로 중도의 접근법으로 쓰인다면, 그것은 결국 받아들여질(용납할) 수 없을
것이다.

　사무나 비서직을 포함하여, 타 부서로부터 비정규직을 기반으로 한 인력을 사용
하려는 유감스러운 사례들은 기획과 관리에 대한 책임감이 결여되어 있는 경우에 흔
하게 발생한다. 다시 말해, 이런 행동들은 프로젝트를 마지못해 행한다는 것을 보여
준다. 이러한 손쉬운 접근법들은 표면적으로 올바른 경영상의 결정 과정으로 보여질
것이다. 그러나 과거의 경험에서 아르바이트나 계약직 직원들을 고용하여 실제적으

로 프로젝트를 기획하고 관리한 시범사업은 마지막 순간에 실패한다는 것을 보여준다. 성공하기 위해서는 경영상 모든 프로젝트의 초기 계획 단계에서 열성적인 전임 감독관과 적절한 인력배치가 필요하다.

학습 확인 질문

□ 심리학적, 정치적으로 조직의 행정관이 현재 계획되고 있는 프로젝트가 성공하기에 충분한 인력과 인재를 제공하려 하는가?

교통수단

직원 교통

집에서 실시되는 어떤 소규모의 프로젝트들은 교통수단을 필요로 하지 않는다. 그러므로 교통수단은 모든 프로그램 개발 작업에서 다뤄질 필요는 없다. 다른 어떤 프로젝트의 경우에는 직원들에게 출장을 요구하기도 하며, 이 경우에는 직원들 각자가 자신의 차를 사용하는데 들어간 비용을 국세청에서 정한 비율만큼의 출장료를 직원 개인에게 지불하는 것으로 쉽게 해결된다. 산업근로 현장에 유산소 운동 프로그램을 제공하려면, 공장으로의 출장이 필요할 것이다. 노인들을 위한 어떤 프로젝트에 참여하기 위해서는 어떤 센터나 병원에 가야 한다. 만일 프로젝트에 다수의 노인들을 위한 이동이 필요하다면, 교통수단은 기획 과정에서 다루어지는 중요한 문제가 될 것이다. 몇몇의 기관들은 이미 버스나 벤과 같은 교통수단을 가지고 있지만, 그렇지 않은 다른 기관들은 프로젝트의 수행에 필요한 교통수단을 확보해야 할 것이다.

교통 시스템

교통수단은 차량을 구입해야 하고, 보험이 필요해지고, 지속적인 유지 보수에 대한 비용 발생, 그리고 개인적으로 운전기사나 배달 인력이 고용되기 시작하면서 복잡해졌다. 제안된 프로젝트가 개발 중인 정교한 운송 프로그램과 접근을 수반하면

할수록, 프로젝트에 대한 행정부의 저항은 더 커질 것이다. 교통(운송)수단은 일반적으로 고가이며, 대개 조직에 수익을 창출해 내지는 않는다. 보험료나 유지관리 비용도 고가이며, 차량 구입과 인력 또한 고비용이 소요되며, 법률과 관련된 개입(소송)의 가능성도 높다. 그러므로 교통 프로그램의 진정한 가치를 볼 수 없는 대부분의 경영진(행정부)은 교통프로그램에 관여하는 것을 내키지 않아 한다.

학습 확인 질문

□ 심리적으로, 정치적으로, 조직의 행정부는 현재 계획된 프로젝트의 성공을 확실히 하기 위해 충분한 수준의 이동수단 지원(즉, 마일리지를 지불하는 것, 존재하는 이동수단의 사용을 허락하는 것, 또는 새로운 이동수단을 구입하는 것)을 약속할 수 있는가?

□ 뚜렷하고 현실적인 이동수단의 필요성과 행정부에 의해 보여진 프로젝트를 위한 이동수단의 가치는?

장비와 재료

대부분의 새로운 프로젝트들은 몇몇 종합적인 사무실 보급과 그와 관련된 물품들이 필요하다. 추가적으로, 몇몇 새로운 사무실 장비들—타자기, 컴퓨터, 복사기, 의료장비, 그리고 일반적 장비들—이 필요하게 될지도 모른다. 특별한 프로젝트들은 특별한 장비들이 필요하다; 노인들을 위한 보건 교육은 인쇄와 방송을 하기 위한 장비들이 필요할 것이다. 보험 상담은 뉴스레터의 정기 구독과 보험회사 그리고 정부(노인 의료제도와 저소득층 의료 보장 제도) 발표가 필요할지 모른다. 수송은 라디오들과 전문적인 수송수단이 필요할 것이다. 건강 증진은 의학 테스트와 스크린 장비, 기타 등등이 필요할 것이다. 때때로 장비들과 재료들은 이미 조직에서 이용할 수 있게 되었을지 모른다. 추가적으로 장비들과 재료들이 조직의 행정부에 의해 구입되거나 공급되는 것이 필요할 지도 모른다. 의학 테스트와 스크린 장비를 생산하는 스폰서들로부터의 원조는 보조금을 주려고 시도하거나 건강증진 서비스를 지지하려는 것인지도 모른다. 장비를 위한 비용은 프로젝트 예산에 포함되어있고 결정되어 있어야 할 필요가 있다.(부록 A를 보라: 예산 개요)

학습 확인 질문

□ 심리적으로 정책적으로, 조직의 행정부는 현재 계획된 프로젝트의 성공을 보장하기 위해 충분한 보급품들, 재료들, 그리고 프로그램의 적절한 기능을 위해 필요한 장비들을 구입하는 것 또는 공급하는 것을 약속할 수 있는가?

전문지식

많은 병원들, 사회 보건 서비스 단체들, 그리고 조직들에는 높은 교육을 받은, 잘 훈련된, 그리고 조직의 범위 안에서 일한 경험이 있는 인원들이 많이 있다. 이들과 같은 조직들은 또한 그 조직이 추구하기 원할지 모르는 프로젝트와 밀접하게 관련된 많은 지역들에서 일한 이력을 가지고 있을지도 모른다. 그러므로 내부의 많은 전문지식들은 이미 존재할지도 모르며 다가와 있을 수도 있다. 많은 조직들이 그들의 직원들 내에 존재하는 전문지식과 재능을 알아차리는 것에 실패한다. 대부분의 조직들은 "고향에서 존경받는 선지자는 없다"는 딜레마로부터 고통 받는다; 따라서, 조직원들의 평가는 현명하게 행해져야 할 것이다. 몇몇 직원들은 그들 자신을 발전시키고 그들 일의 틀을 바꾸고, 새로운 지역에서 재교육을 하거나 새로운 경험과 개인적 성장을 가지기 위한 기회를 찾는다.

조직 내에 존재하는 의욕과 흥미, 학위와 전문지식, 훈련, 교육을 확인하기 위해 공식적으로 그들의 직원 목록을 만드는 것은 가치가 있을 지도 모른다. 중간급 이하의 직원들은 학교로 다시 보내거나 더 나은학위를 얻고 훈련하는 것은 드물지 않으며 그들의 경험과 훈련, 전문지식에 관해서는 공개발표를 하지 않는다. 두 번째, 편견과 어떤 구성원 또는 인원에 대한 앞선 부정적 인식은 누구든 기회가 주어졌을 때 새로운 역할 안에서 매우 잘 해낼지 모르며 높은 재능이 있고 가능성 있는 사람을 알아차리지 못하게 방해할 지도 모른다.

주요문제는: 현재 프로젝트를 시행하고 개발, 계획을 세우기 위한 전문지식을 조

직이 가지고 있는가? 만일 답이 예라면, 이것은 전문지식을 가지고 할당된 사람을 프로젝트에서 확인할 수 있는 요소이다. 두 번째, 만약 전문지식을 가진 사람들이 기꺼이 새롭고, 덜 안전한 지위로의 이동을 할 지를 결정하는 것이 중요하다.

　만일 조직이 제안된 프로젝트를 가지고 앞으로 움직일 전문지식이 결여되어 있다면, 전문지식을 얻는 것을 어떻게 해야 될까? 한 가지 분명하고 흔한 접근으로는 최소 어떤 단계 또는 프로젝트의 책임을 질 적절한 전문지식을 가진 사람을 고용하는 것이다. 또 다른 가능성은 전문지식을 가진 상담자를 고용하는 것이다. 자문위원의 이용가능성은 풀타임의 인력을 고용하는 것과 비교된다. 자문위원은 비싸며 짧은 시간 동안만 있으나, 대개 그들은 고용과 관계된 비용, 이득을 가지지 않으며 그들이 하는 것에 매우 능숙하다. 자문위원들은 단지 임시로 조직 내에 있으며 떠날 것을 계획 한다; 그러므로, 그들은 프로젝트의 성공에 덜 헌신한다. 왜냐하면 그들은 조직에 "새로운 견해"를 가져오며, 빠르게 문제를 해결할 수 있고 정치적인 제약에 대한 염려 없이 문제를 해결할 수 있기 때문이다. 더구나 이 고도의 훈련을 받은 전문가들은 조직적인 정책과 정치에 의해 그들에게 제약이 덜 놓이기 때문에 더 자유롭게 조직을 진행할 수 있다.

학습 확인 질문

□ 조직은 제시된 프로젝트에서 나아가게 할 전문지식을 가지고 있는가? 또는 제안된 프로젝트는 조직의 영역, 전문지식의 너머에 있는가?

□ 조직은 전문지식을 얻기 위한 재정 능력을 가지고 있고 전문지식을 획득하는 비용을 얻기 위한 좋은 아이디어가 있는가? 만일 조직이 전문지식을 가지고 있다면, 이것은 자산이 된다. 만일 조직이 필요한 전문지식이 결여되어 있다면, 이것은 근본적인 계획 물음에서 질문될 필요가 있다.

□ 심리적으로 정책적으로, 조직의 행정부는 최근 계획된 프로젝트의 성공을 보장하기 위해 필요한 전문지식 수준을 얻는 것에 전념을 보장할 수 있는가?

□ 자문위원은 프로젝트 계획에 고용되어야만 하는가?

□ 조직은 그것의 계획자/프로그램 개발 관리자를 고용해야 하는가?

동기부여, 약속, 그리고 지원

고려된 프로그램들 또는 조직 내에서 프로젝트의 누군가가 좋은 아이디어를 생각하는 것은 큰 열정과 동의를 받을지도 혹은 완전히 거부될지도 모른다. 프로젝트들이 중간급 관리자들과 행정부의 상급 감독들에 의해 발표될 때 엇갈린 반응들이 예상된다. 이 시나리오들 중 하나는 다루기 쉽다. 만일 받아들이고 지원한다면 그 프로젝트는 매끄럽게 진행될 것이다. 왜냐하면 행정부의 확신할 수 있는 약속을 가지기 때문이다. 차례로 행정부는 프로젝트에 자원을 투입할 것이다. 만일, 거절된다면 프로젝트는 계획되지 않을 것이다. 그 프로그램 개발 관리자는 자신이 어떤 문제에 서 있는지 그리고 더 생산적인 활동으로 옮길 수 있는지를 알아야 한다. 그러나 만일 그 프로젝트가 아이디어를 가진 관리자를 달래기 위해 높은 행정부에서 발표되었을 때 구두로 동의된다면, 그 프로젝트는 충분히 지원되지 않을지도 모르며, 만일 프로그램 개발 감독이 프로젝트 승인을 얻기 위해 상당히 설득력 있는 일을 해야만 한다면 그 프로젝트는 아마 문제들에서 파멸을 맞았을 것이다.

높은 행정부에 의한 총체적인 동기부여, 약속, 지원의 결여는 첫 번째 장소에서의 프로젝트의 가치에 대한 행정부 물음처럼 프로젝트 감독들이 자원, 인원, 공간, 장비, 재료들을 얻기 위해 분투하게 될 것을 의미한다. 현명한 프로그램 개발 관리자들은 행정관의 의도와 헌신에 대해 토의할 것이다. 그리고 프로젝트를 보기 위한 그 또는 그녀의 동기는 실행과 성공을 야기했다. 이러한 논의에 관해 주의할 점: 프로젝트 운영자는 책략, 세심함, 그리고 대화 프로젝트에 헌신하는 문제를 토의함에 접근하는 적절한 의사소통의 훌륭한 분배를 사용해야 한다. 주의해라. 그 과정에서 관리자가 소외감을 받거나 계획과정에서 부정적인 시각을 주거나 계획자로서 능숙함의 결여를 보이면 안 된다.

약속을 위해 상급 관리자를 밀어 붙이는 것은 프로그램 경영자가 원하지 않을지 모르는 어떤 것, 약속을 위한 압박을 없애기 위해 얕은 헌신 또는 성의 없는 동의라는 결과를 가져올지 모른다. 결정들은 애초에 프로젝트를 기반으로 만들어져야 한다. 자원, 시간, 그리고 만들어졌던 프로젝트에 한 정치적 약속은 철회하거나 그 과정을 멈추기 어렵다. 만일 그 조직이 감독 위원회를 가지고 그 위원회가 프로젝트를 승인받는 다면, 프로그램 개발과 계획과정을 멈추는 것은 더욱 어렵다. 만일 프로젝트가 승인위원회에 의해 되돌아간다면, 이것은 성공과 행정부의 자원에 대한 약속을 위해 큰 기회가 된다. 그러므로, 프로그램 개발과 계획과정이 효과적이기 위해서는 동기와 조직의 약속, 행정부가 먼저 확인, 이해, 의논을 해야만 한다.

학습 확인 질문

☐ 조직의 행정부는 현재 계획된 프로젝트의 성공을 보장하기 위해 필요한 수준에서 심리적 정책적으로 동기화되어, 약속되어 있는가?

경영감사(경영회계감사)

경영감사는 보다 위에 존재하는 많은 항목을 포함한다. 여전히 조직의 내부평가를 위한 유용한 도구로써 회계감사의 기초를 나타내는 것은 가치 있는 일이다. 경영감사의 기초는 영역 내 위원회이며 감사는 조직 각각의 운영상 중요한 부분을 포함한다. 그러나 한 가지 특정한 경영감사 개요는 모든 사례에 사용되기는 적절치 않을 수도 있다. 새로운 상황은 각각 새롭고 분리된 경영감사의 개발을 필요로 한다.

다음 기초 절차로 경영 감사를 지휘하는 것은 사실상 일반적이다. 처음 한가지는 조직 행정부의 종합적인 효율과 유효를 검토해야만 한다.

Nolan은 다음 네 가지 측면에서 보는 것을 제안한다.

1. **목적의 개발**. 상급 관리자는 조직적인 목적을 개발하고 하급관리자들 또한 기관을 통해 목적을 장기와 단기로의 개발이 필요하다.

2. **현재 계획 과정의 검토**. 목적들이 한 번 개발되고 검토되어지면, 현재의 계획 과정은 평가되는 것이 필요하다. 계획 과정에서 그 항목들은 포함해야 한다: 정책, 절차, 일정, 그리고 조직의 활동을 수행하는 우선순위

3. **조직적인 구조와 과정들의 사정(평가)**. 이 과정은 조직의 구성을 평가하고 그들이 조직의 종합적인 목적과 일치하는지 그것의 내부과정을 결정하기 위해 평가하는 것이다. 조직의 구조는 목적, 목표, 조직의 전체적인 미션을 수용할 수 있어야만 한다. 많은 경우에 정책들은 프로그램의 개발 또는 조직의 정상적인 기능을 지연시킨다. 정책들은 유효성과 유용성을 위해 평가될 필요가 있다.

4. **관리상의 통제 평가**. 관리상의 통제는 실제로 일어나야 하는 것을 개최해야

하는 노동활동들과 과제들을 보장한다. -게다가, 그 일과 노동활동들은 목적, 목표, 그리고 조직의 계획과 일치한다. 세 관리상의 통제 지역들은 확인할 필요가 있다: 1) 그 관리상의 지역들은 통제를 필요로 하는지 그리고 얼마나 많이 필요로 하는지, 2) 평가의 기준에 대한 근거가 결정되었는지, 그리고 3) 그 규준은 실적과 결과들을 인정받는 표준의 측정

앞서 언급한 경영 감사로의 접근은 표 3.1에서 나타난다. 이 표는 개요의 뼈대이며 평가가 필요한 모든 한도들, 문제들, 요소들에서 멀리 벗어나지 않는다. 이 개요는 단지 따르기 유용할지 모르는 구조를 제공한다. 이것은 위에 토의되었던 네 가지 요소에 근거한다.

경영감사의 결과들은 모여져 왔으며 그들은 의미 있는 대화로 변할 필요가 있다; 그 결과들은 분석을 필요로 한다. 결과들에 대한 빈틈없는 평가는 문제들을 드러내는 데 도움이 된다. 그 분석은 능력이 부족한 경영, 정책들, 절차들을 받아들이는 것을 피해야 한다. 만일 그 분석이 정치적인 보복의 두려움으로 억압되어 있다면, 그 경영 감사와 전체 과정과 목적은 실패되어 진다. 조직의 개발과 성장 분위기는 감사 평가 과정에서 안전하게 제공된 관리상의 팀으로부터 와야만 한다. 조직과 그들의 관리상 팀은 성공적인 경영감사를 위해 목적을 비판적으로 검토하고 발견하는 것에 대한 위험을 감수해야만 한다.

검사항목 유형은 경영문제 해결을 도와주는 데 사용될 수 있다. 검사항목을 어떻게 구조화 할지에 대한 짧은 예는 표 3.2에서 보여 진다. 경영감사는 프로그램 개획, 개발, 그리고 새로운 서비스의 실행 과정에 있는 조직의 내부평가를 위한 효과적인 도구이다.

조직의 내부평가는 프로그램 개발과 계획에서 시간과 자원을 낭비하지 않기 위해 취해져야 하는 필수적인 단계이다. 만일 조직이 자금을 가지거나 또는 허가되기 위한 약속이나 프로젝트를 착수시키지 않는다면, 내부 평가는 한계를 드러낸다. 조직의 무능은 프로젝트에서 전진하는 가운데 나타날 것이며 그 프로젝트를 맡아서는 안 된다. 상당한 시간, 노력, 돈 까지 기다리는 것은 프로그램 개발과 계획 과정에 대한 좋지 못한 접근 이며 다른 자원들은 프로젝트를 맡을 수 없었던 조직 또는 단체를 알아내기 위한 계획에 전념해 왔다. 내부 평가는 모델의 모든 다른 부분들처럼 계획과정에서 근본적인 것이다.

표 3.1 경영감사 프로그램

경영 검토 과정	논평과 해결책
목적의 개발 a) 지난 5년간의 모든 조직의 목적들을 평가해라. b) 일과 과제 결과들을 목적과 목표와 함께 비교해라. c) 왜 조직은 특정한 목표를 충족시키지 않았는가? d) 기타 등등 e) 기타 등등	실제적인 목표를 설정해라. 목적들은 반드시 측정 가능해야 하며 조직의 미션 내에 있어야 한다. 무엇이 방해가 되었고 이루어진 것에서 목적들을 유지하기 위한 규제들은 무엇이었는가? 기타 등등 기타 등등
최근 계획 과정의 평가 a) 기본 계획이 있는가? 그것은 유용한 계획이었는가? 그것은 사용되었는가? 그것은 실행의 실제 계획이었는가 아니면 단지 보여주기 위한 문서였는가? b) 기타 등등	그 기본 계획은 자문위원에 의해 개발되었고 행정부에 의해 검토되지 않았으며 효과적으로 사용되지 않았다. 기타 등등
조직의 구조와 과정 평가 a) 중요 관리자들은 그들의 자리에서 효과적이었는가? b) 조직의 차트는 알아보기 쉬운가? 그것은 명령계통과 의사소통을 명확하게 보여주는가? c) 위치들과 표제들은 명확하게 제시되어 있는가? d) 기타 등등	직책과 역할들은 평가를 필요로 하게 된다. 조직의 차트는 의사소통계통을 더욱 자세히 설명하기 위해 필요하다. 기타 등등
관리상의 통제 평가 a) 조직은 작동을 적절히 통제하는가? b) 정책들, 절차들, 형식들. 파일 작성 방식들은 잘 작동하는가? c) 기타 등등	통제의 많은 부분들은 지나치게 제한되고 비효율적이다. 파일 작성과 형식들은 다시 하기 위해 필요하다. 기타 등등

표 3.2 경영감사 통제 목록

문제 지역: 결과들과 문제들의 목록	논평: 문제 해결책으로 무엇을 해왔는가?	날짜
관리상의 통제 1. 정책과 절차들은 새로운 프로그램 개발을 제한함 2. 기타 등등 3. 기타 등등	프로그램 개발 감독으로부터 완성되는 정책/절차들의 수정 기타 등등 기타 등등	10/9/01 기타 등등 기타 등등

외부사정(평가)

외부환경에 대한 평가-지역사회-는 마케팅에서 습득한 것들과 유사한 전제들을 기초로 한다. 이것은 병원, 조직, 또는 서비스 개발에 착수한 단체 또는 노인 인구 또는 전혀 관심이 없는 지역사회와 같은 표적 집단 프로그램에는 가치가 적다. 그러므로 제안된 프로젝트의 지역사회로부터의 수락과 관심을 알아내는 것이 중요하다. 외부환경 평가는 가능한 참가자들 중 몇몇을 면접하는 것만큼 쉽거나 또는 인구학의 추세와 표적 집단에 대한 경제의 영향을 예측하려고 시도하는 것만큼이나 복잡하다. 프로그램 개발 관리자는 모든 환경적인 것, 프로그램의 개발을 위해 기회를 확인하는 것과 마찬가지로 장애물과 제약을 확인하기 위한 지역사회 시스템들을 평가하는 것을 필요로 한다. 관리자는 현재의 기회들, 장애물들, 그리고 제약들에 관심을 가져야할 뿐 아니라, 어떤 미래의 기회들, 장애물들 또는 제약들을 확인하기 위해 앞서보는 것을 시도해야만 한다. 프로그램 개발 그리고 계획 과정, 예측 그리고 계획의 시점에서 프로그램 개발 관리자는 중요한 역할이다.

프로그램 개발 관리자는 모든 이용가능한 정보원과 미래 상황을 예측하기 위한 기술을 사용해야만 한다. 몇몇 자료들은 건강 관련 통계에서 건강 서비스 부서의 상태 또는 자치주의 공중 보건부로부터의 건강 프로젝트를 적용시키기 위한 통계와 정보 데이터를 포함하고 있을지 모른다. 고령화 자치주 혹은 지방 사무소 (노화 지역 단체) 또는 고령화 상태의 사무소 또한 현재 통계와 데이터를 제공할지 모른다. 말할 것도 없이, 지역 신문과 상공회의소 또한 경제, 산업, 사회, 인구학, 그리고 지역사회와 관련된 데이터를 제공할 수 있다.

프로그램 개발의 유형과 규모는 관리를 위해 개인이 바쳐야 할 시간의 양을 좌우

이 부분은 Anderson, Elizabeth T. 그리고 지역사회 파트너로서 Macfarlane, Ju-dith M.로부터 각색되었다. Theory and Practice in nursing. philadelphia: lippincott-raven publishers, 1996.

학습 확인 질문

두 개의 중요한 프로그램 개발과 계획 질문들은 다시 질문되어지는 것을 필요로 하지만 이번은 지역사회의 관점으로부터

□ 만일 그 프로젝트가 개발되고 실행되어 진다면, 지역사회에서 누구나 보호받는가?

□ 그 프로젝트가 한 번에 실행되는 것을 지지하기 위한 관심과 우려는 충분한가?

프로젝트의 승인에 대한 접근

그들이 만일 그것이 조직의 미션을 지지한다고 믿는다면 비용의 변화를 통하여 몇몇 조직들은 한 특정 프로젝트를 지원할지도 모른다. 병원은 "노인을 위한 지역사회 보건 교육" 프로젝트를 재정적으로 지원하고 개발할지도 모른다. 그런 프로젝트들은 환자 모집, 마케팅, 그리고 병원의 공공 관계 목적의 부분으로써 보여질지도 모른다.

만일 조직이 기꺼이 프로젝트 자금을 대지 않는다면, 그 계획자는 아마 물을 것이다. "지역사회에서 이용 가능한 수입의 원천과 종류는 무엇일까? 참여자들로부터? 충분한 참가자들이 있을까? 또는 프로그램을 위해 지불할 요금이 있을까?"

지역사회 내에서 프로그램 또는 프로젝트의 승인에 대한 장애물은 확정되고 분석되어야 할 필요가 있으며 그것들의 영향이 결정될 것이다. 동의와 지지에 대한 장애물은 장애물 또는 반대가 프로젝트의 실패를 야기하기 위해 충분한 수와 규모인지 결정하기 위해 확인되고 평가되고 분석될 필요가 있다. 저항과 장애의 유형과 원천은 평가될 필요가 있다. 몇몇 장애물들은 학습하고 소통함으로써 쉽게 극복된다. 다른 장애들은 매우 중요해서 그 프로젝트가 받아들여지거나 지지되지 않고 그 노력이 헛된 것이 되는 것과 같은 마지막 결과로 매우 심각하다. 좋은 공적인 관계들, 마케

팅, 지역사회 교육 그리고 표적 집단과의 의사소통은 대개 대부분의 저항과 장애가
제거된다.

학습 확인 질문

□ 지역사회가 현재 계획되어진 프로젝트의 성공을 보장하기 위해 필요한 수준의 정
치적으로 그리고 정신적으로 헌신하고 동기화되고 흥미가 있는가?

□ 두 번째: 현재 계획되어진 프로젝트의 성공을 보장하기 위해 지역사회의 충분한
지원과 동의가 있는가?

평가 과정을 위한 계획

관리자와 계획자들은 서비스의 효과적이고 효율적인 전달 향상을 위한 계획과 계
획 과정의 평가를 계속 진행하기 위한 계획을 필요로 한다. 품질 프로그램들은 평가
시스템이 고려되었으며 적당할 경우에만 보장될 수 있다. 평가 과정에 대한 고려사
항은 프로젝트의 시작에서 끝났어야만 한다. 목표와 목적들이 개발되었고 쓰여졌던
것처럼, 계획자들은 프로젝트의 마지막을 예상해야만 한다. 목적들과 목표들의 사용
은 평가 과정의 중요한 부분이 되어야 한다. 평가는 프로젝트의 각 단계의 일부여야
하며, 프로젝트 실행의 마지막에 수행되어야 할 필요가 있으며, 계속 진행되는 과정
과 프로그램이 작동될 때 프로젝트의 관리의 표준적인 부분이어야 한다. 단기간 결
과들 또는 영향 평가는 정례적인 기준에서 행해졌어야 한다. 장기간 목표들과 결과
평가 또한 사회적 그리고 건강상태/유행병학의 결과들에 미치는 영향을 평가하기 위
한 준비가 되어 있어야 한다.

정책과 규정들

많은 조직들은 1년, 5년, 10년 계획들을 개발한다. 만일 한 조직이 장기적인 계획
접근법을 사용한다면, 모든 노력들은 장기적이거나 또는 전략적인 계획들의 범위에
포함되는 새로운 프로젝트들과 프로그램들을 보장하기 위해 만들어져야 한다. 조직

은 오직 하나의 종합적인 주된 계획을 가지고 있어야 하며, 조직은 주된 계획을 활용해야만 한다. 만일 프로그램 개발 관리자가 프로그램들과 프로젝트들을 기본계획으로 조정하지 않고 개발한다면, 조직의 말의 머리는 한 방향으로만 가게 되며 그 프로그램 개발의 다리는 또 다른 방향으로 향하며, 그 미션과 조직의 전략적인 계획은 패배하게 될 것이다. 조직 정책은 필요로 하는 단 한가지의 전략적인 계획과 조직의 목표와 강령, 한 가지 종합적인 목표에서 통일된 모든 것들 내에서 존재하는 모든 프로그램 개발 계획들을 수립했어야 한다.

　많은 프로젝트들이 실행을 위해 잘 계획되고 준비되었더라도 프로그램 개발 관리자가 정부 단체들의 전체 집합체에 의해 시작된 정책과 규정들을 충족시키는 것에 실패할 수도 있기 때문에 절대 기초에서 벗어나서는 안 된다. 관리기관들은 조직, 프로그램, 서비스들의 여러 가지 측면들을 통제한다. 관리기관들 중 몇몇은 도시 수준에 위치하고, 몇몇은 자치주 정부에 의해 운영되며, 몇몇은 주 수준 단체들이고, 다른 것들은 연방제의 권한 내에 있다. 표 3.4는 관리기관에 의해 통제된 지역들의 선정표이다.

표 3.4 관리기관들에 의해 통제된 지역들의 선정표

화재와 안전 조항들	환경보건
건축과 지대설정	공공 보건과 위생시설
행정 감찰관(옴부즈맨) 문제들	사업자 면허교부
공공 수호자	저소득층 의료보장제도의 요구
사업명 등록	보건 기구 면허 교부
노인의료보험제도의 요구	미 사법부(약물)
특별보건과 사회 서비스 면허교부	약사 위원회/단체
전문적인 직원들의 면허교부	차별 철폐 조치 문제
노동조합	JCAHO(Joint Commission on Accreditation of Healthcare Organization, 미국 병원 평가기관)
노동 이사회	이주와 귀화 서비스
산업 보건과 안전 기준	

　프로그램 개발 관리자는 관리기관들과, 그들의 규칙과 규정들, 그리고 제안된 프로젝트에 영향을 미치는 평가 준수를 관리하는 인원에 대해 알게 되는 것이 필요하다. 게다가 프로젝트 감독자는 반드시 준수해야 하는 다양한 정책과 규정들에 익숙

하게 되어야만 하고 준수의 부족으로 인한 불필요한 지체들을 피해야 한다. 각각의 단체들과 규제력이 있는 조직으로부터의 규정들의 사본은 수중에 있어야 할 뿐 아니라 이해되었어야 하고 그 결과 규정들의 준수는 쉽게 성취될 수 있다.

참고문헌

1. Bloch, A. Murphy's Law Book Three. Los Angeles, CA: Price/Stern/Sloan, 1982.

2. Virga, P. H. (Ed.) The NMA Handbook for Managers. Englewood Cliffs, NJ: Prentice-Hall, 1987.

3. Pearce, J. A. and Robinson, R. B., Jr. Strategic Management, 3d ed. Homewood, IL: Irwin, 1988.

4. Cone, P. R., Phillips, H. R., and Saliba, S. J. Strategic Resource Management, 1. Berrien Springs, MI: Andrews University Press, 1986.

5. Nutt, P. C. Planning Methods for Health and Related Organizations. New York: Wiley, 1984.

6. MacStravic, R.E.S. Marketing by Objectives for Hospitals. Rockville, MD: Aspen Publishing, 1980.

7. Nolan, J. Management Audit. Radnor, PA: Chilton Book Co., 1984.

8. Dignan, M. B. and Carr, P. A. Introduction to Program Planning: A Basic Text for Community Health Education. Philadelphia: Lea & Febiger, 1981.

9. Green, L.W. and Kreuter, M.W. Health Promotion Planning: An Educational and Environmental Approach. Mountain View, CA: Mayfield Publishing, 1991.

10. Webber, M.M. "The Urban Place and the Non-Place Urban Realm." In Explorations into Urban Structures. Philadelphia: University of Pennsylvania Press, 1964.

11. Hochstrasser, D. L., Trapp, J.W., and Dockal, N. "Community health study outline." In Dignan, M. B. and Carr, P. A. Introduction to Program Planning: A Basic Text for Community Health Education. Philadelphia: Lea & Febiger, 1981.

12. Fayol, H. "Planning." In General and Industrial Management. London: Pitman Publishing Limited, 1949.

13. Furukawa, C. and Shomaker, D. Community Health Services for the Aged. Rockville, MD: Aspen Publishing, 1982.

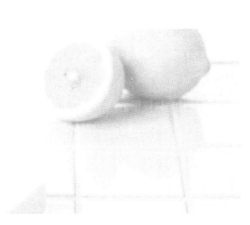

제 4 장
목적 및 목표 설정

SEAY'S LAW

계획 대로 도출되는 것은 아무것도 없다.

HOWE'S LAW

모든 사람은 이루어지지 않을 계획을 세운다.

MURPHY'S Law[1]

단원 목표 Ⅰ

4장의 주요 목적은 :

1. 요구평가 개발에서의 목적(objec-tive)에 대한 규칙을 설명할 수 있다.

2. 요구 평가 개발을 위한 계획 질문을 나타낼 수 있다.

3. '목표(goals)'와 '목적(objectives)' 용어에 대한 정의를 내릴 수 있다.

4. 강령(mission statements)과 목표(goals)의 차이를 이해할 수 있다.

5. 목표(goals)와 목적(objectives)의 차이를 정의내리고 설명할 수 있다.

6. 목적(objectives)의 다양한 수준과 단계를 설명할 수 있다.

7. 목표(goals)와 목적(objectives) 설정 방법을 설명하고, 요구 평가에서 사용되는 예를 들 수 있다.

8. 목적(objectives) 설정에서 유용한 용어를 제시할 수 있다.

9. 목적(objectives) 설정 시 발생하기 쉬운 오류와 단점들을 확인할 수 있다.

3단계
목표(Goal)와 목적(Objectives) 설정

• 예비조사와 요구평가를 위함

일을 계획하고 계획대로 일하기

PART Ⅰ - 요구평가를 위한 목적 및 목표 설정

왜 요구평가를 위해 목적을 개발하는가?

　요구평가의 역할, 기능, 목적은 5장에 제시되어 있다. 이번 장에서는 요구평가를 위한 계획 수립의 방법과 목표(goals)와 목적(objectives)의 설정 방법에 대하여 논하기로 한다. 계획수립의 기본적인 원리와 철학은 제한된 방법으로 요구평가 과정에 적용된다. 즉, 요구평가 계획 수립이 기본적으로 새로운 프로그램 또는 서비스의 계획수립과 동일함을 의미한다. 계획수립의 기본은 다른 시도와 마찬가지로 요구평가 개발에 적용 가능하다.

계획수립의 기본은 목적(objectives)의 작성이다. 목표(goals)와 목적(objectives)의 작성과 개발은 무엇을 완료해야 하는지, 실행에서 어떤 필요한 활동을 하여야 하는지 명확하게 제시되어 있어야 한다. 목표(goals)와 목적(objectives)의 작성실패 또는 무엇이 행해졌는지에 대한 모호하고 전반적인 생각은 사람들로 하여금 전체적인 계획을 명확하게 이해할 수 없도록 한다. 계획자는 목표(goals)와 목적(objectives)의 작성 없이는 계획의 목적달성과 먼 계획을 세우게 되거나, 계획 수립 시 필요한 모든 요소들을 고려하지 못하고 지나칠 수 있다.

사실상의 목표(goals)와 목적(objectives)의 작성은 그것 자체에서 매우 훌륭한 계획수립의 도구이며 따라서 신중하게 받아들여져야 하며 전체적으로 이루어져야 한다.

목적(objectives) 작성의 가치 있는 부분은 완성되도록 요구되고, 범위가 어느 정도인지 요구되고, 조건이 어떤지 요구되고, 일정표 안에서 성취되도록 요구되는 모든 활동의 결정에 도움을 준다는 것이다.

이 장은 그 모델과 책 안의 이 부분에서 나타난다. 왜냐하면 목적(objectives)은 요구평가 활동을 위해 쓰이도록 요구하기 때문이다.

계획자는 요구평가를 개발하기 위한 효과적인 목적(objectives)을 쓰는 방법을 명확히 이해해야 한다. 그리고 계획수립과정의 이 단계를 수행해야 한다. 개발되도록 요구되는 전체 목표(goals) 수립과 목적(objectives) 수립에 대한 주요 분야는 단지 특정 활동들이 앞에 수립되는 단계적인 활동보다 앞서서 나타난다.

내용상의 연계성을 고려해서, 목표(goals)와 목적(objectives) 계획을 쓰는 프로그램에 대한 그 부분은 이 장의 PART 2에서 다루고 있다.

목적(objectives) 설정은 계획자의 핵심 도구 중 하나이고 적정한 계획 수립 과정의 다른 단계에서 사용되어야 한다. 일단, 서비스와 우선순위에서의 차이가 결정되면, 수행과 프로그램의 목표(goals)와 목적(objectives)은 STEP7에서 보여진 것과 같이 필요한 서비스와 활동들을 효과적으로 계획하도록 요구될 것이다.

학습 확인 질문

분명하고 효과적인 방법으로 작성된 목적(objectives)은 정확한 방향을 제시하고,

요구평가 개발이 완성되는데 필요한 활동에 대해 정확한 이해를 제공한다.

목적(objectives) 작성을 통해 해결할 수 있는 질문은 다음을 포함한다.

□ 요구평가에 대한 전체적인 목표(goals)는 무엇인가?

□ 요구평가를 사용하는 데 무엇이 계획되어져야 하며 어떤 목적(objectives)을 작성할 수 있는가?

□ 목적(objectives)이 쓰일 수 있는 제시되거나 확인되는 구체적인 요구는 무엇인가?

□ 요구평가가 담당하는 5~10개의 일반적 범위는 무엇인가?

□ 어떤 종류의 요구평가가 주어진 프로젝트에 적합한가?

□ 어떤 특정 활동들이 고려되어지거나 포함되어야 하는가?

□ 요구평가 개발에서 이루어져야 할 활동이나 목적(objective)에는 무엇이 있는가?

□ 어떤 특정한 아이템이나 문제가 요구평가 과정에 포함되어져야 하는가?

목표(goals)와 목적(objectives)의 정의

강령(mission statement)의 기본정보는 2장에서 다뤘다. 간략하게 요약해 보면, 강령은 장기적 계획을 위한 정보와 조직을 위한 목적 등이 포함된 일반화된 미래지향적 목적이다. 강령은 전체 조직화된 방향을 제공하며 미래의 계획과 의사결정의 가이드로서 작용한다.; 이것은 조직 목적의 철학적 성명서이다. 그러므로 이것은 방향을 가진 계획자에게 요구평가 개발이 조직의 전체적인 방향과 일치할 수 있다고 확신할 수 있도록 해준다. 강령은 실제적인 요구평가 개발을 포함하고 있지 않다. 이것은 계획수립 과정과 요구평가의 절차에서 전체적인 조직의 철학적 방향의 가이드로서 언급된다. 강령은 새로운 프로그램들이 조직의 전략상의 방향과 맞물리도록 하는 역할을 한다.

목표(goals) 및 목적(objective) 설정의 몇 가지 개념

목적 및 목표 설정에서 훈련과 교육은 오랫동안 목적, 건강계획, 사회적 서비스 계획, 그 기술 그리고 오랫동안 연관된 활동들의 한 부분으로 설정되어 왔다. 수년 간, 상담가와 트레이너들은 더 효과적인 과정 또는 그들의 특별한 접근을 만들기 위해서 목표 및 목적 설정의 과정에 그들 자신을 혹사시켜 왔다. 하위 목표, 하위 목적, 방법 대 결과, 목적의 결과, 활동, 하위 활동 그리고 다양한 다른 용어들은 각각 다른 목적 및 목표 설정에 더 구체적인 서식을 제공하기 위해 종종 사용된다. 이 책은 한 가지 확정된 접근만을 받아들이는 것을 피하고 기초적이지만 더 간단하게 목적 및 목표 개발에 접근한다.

목표(goals)

건강 증진, 건강관리 및 사회적 서비스계획에서 목표는 바라는 미래 상태 혹은 환경의 수량화된 상태로 정의된다. 목표는 장기적인 바람과 염원이다. 목표는 이룰 수 있지만 직접적으로 측정할 수 없는 넓은 상태여야 한다. 목표는 목적과 기한이 없다는 점에서 다르고 보통 단기보다는 장기적이다.

목적(objective)

목표는 완성을 위한 구체적인 시간제한 및 기한을 가지는 단기적이고, 측정가능하고, 구체적인 어떤 상태로 정의된다. 목적은 프로그램 및 상태의 기대되는 결과, 측정의 완성을 결과의 성취 여부를 판단하기 위한 기한을 사용하여 직접적으로 다룬다. 목적은 목표에 도달하기 위해 사용되고 측정 가능해야만 한다. 목적은 기대되는 결과 및 발생을 측정하기 위해 구체적으로 누구인지, 어떤 정도인지, 어떤 환경 혹은 시행 단계 하인지 또는 어떤 구체적인 활동 기준에 의한 것인지 정량화할 수 있어야 한다. 각각 설정된 목적은 시행되고 완성된 확실한 활동에 의해 구체적인 시한을 가지고 설정된다. 각각의 분리된 목적은 목표의 부분적인 성취를 이루어야 한다.

목적은 활동이다. 하나의 목표 성취를 위해 지나가야 하는 것을 통한 목표는 일반적이고 모호하기 때문에, 목적은 목표에 도달하고 기대되는 결과를 얻기 위해 필요한 세밀한 활동의 구체적인 상태이다. 목적은 목표와 함께 나아가는 것을 필요로 한다. 그것의 성취를 위해 목적은 목표와 느슨하게 연결되지 않고 직접적으로 연결되어야 한다. 목표는 조직의 강령과 같이 하고 성취해야만 한다. 세 가지 모든 요소는 조직의 전략적 계획을 실현하는 것을 돕는다.

목적은 명확하게 설정되어야 한다. 목적은 행동 지향적이고, 측정 가능하며 세밀하고 구체적인 목적을 가져야 한다. 목적을 설정하고 개발할 때에는 KISS(짧고 간단하게 유지하라) 방법을 사용하라. 보통 몇 가지 목표는 각 프로젝트를 위해 설정된다. 목적은 활동과 목표의 결과로 세부화되기 때문에, 몇 가지 목적들은 일반적으로 한 가지 목표로 설정된다.

목적(objective) : 수준과 유형. 몇몇 프로그램 계획과 개발의 전문가들은 목적을 2~3개의 다른 유형으로 나누는 것을 선호한다. 다른 설계자는 목적을 설정하기 위해 의사결정 트리를 사용하는 것을 제안했다. 목표 관계도. 의사결정 관계도에서(5장의 의사결정 관계도를 볼 것), 나무의 모든 가지는 목표에 의해 구체화되고, 낮은 수준의 목적은 높은 수준의 목적을 성취하기 위해 사용된다. 모든 수준은 정해진 활동을 통해 성취된 결과를 가져야 한다. 몇몇 접근들은 확실한 활동과 결과를 위해 개인의 책임을 할당할 것을 제안한다.

목적 수준은 다양한 조직, 상담자, 트레이너들에 의하여 사용되어지고 개발되어 왔다. "하위 목적과 하위 수준의 목적보다는 더 상위의 목적"의 한 가지 접근을 사용했다. 또 다른 접근은 세 가지 목표 수준을 가지는데 상위, 중간 그리고 하위 수준이다. 일반적으로 목적은 각 수준으로 나누어지는데, 이것은 하위 수준의 목적들이 더 높은 목적(전체 목적 및 목표)을 성취하는데 요구되는 더 상세하고 더 구체적인 활동들을 겨냥한다는 것을 의미한다. 더 낮은 수준의 목표를 묘사하기 위해 사용되는 다른 용어들은 행동 목적, 활동 목적, 하위 목적, 행동 지시적 목적, 단기적 목적 등을 포함할 지도 모른다.

종종 흔하게 접하게 되는 접근으로 일반 목적과 시행 목적이라는 용어를 사용하는 것이 있다. 개발된 목적은 이 두 가지 유형 중 하나이다. 일반 목적은 목적의 성취를 위한 계획을 만드는 것에 도움을 주는 광범위한 지침과 방향을 제공한다. 시행 목적은 더 구체적이고 측정 가능하며 어떤 결과가 기대되는지와 언제 무엇이 행해질지를 명시한다. 이 접근의 한 가지 제한점은 이것이 혼란스러워 질 수 있다는 것이다. 일반 목적과 목표를 나누는 것은 어렵다. 시행목적의 구체적이고 측정 가능한 측면은 제공할 때 일반 목적은 기본적으로 사실적인 목적 대신 목표가 된다.

정부 기관은 계획수립의 수행에 있어서 3단계의 접근법을 사용한다. 첫 번째로, 계획의 각 페이지의 맨 위에 목표(goal)를 작성한다. 두 번째로, 예상되어지는 결과와 시간적인 요소, 조건 등을 나타내는 목적(objectives)을 제시한다. 세 번째는, 페이지의 나머지 부분을 차지한다. 목적(objectives)을 충족시키는 데 사용되는 활동단계들은 숫자로 나타낸 양식으로 작성되어 진다.

목표 1.1	
목적 1.1	
행동 단계	날짜 기한
1	
2	
3	
4	
5	
6	
7	

그림 4.1 목적과 활동 단계에 대한 계획수립표의 예시

오른쪽의 세로줄은 각각의 행동 단계의 만기일을 열거한다. 하나, 둘, 여섯, 혹은 열 개의 행동 단계는 하나의 목적과 부합하곤 한다. 목표는 일정 페이지들의 윗부분에 명시될 수 있다. 목적은 각 목표에 맞는 행동 단계를 실행하기 위해 각 페이지 마다 달라진다. 이와 같이, 하나, 둘, 셋, 혹은 더 많은 목적들이라도 각 새로운 페이지에 명시된 목표에 부합되어야 한다. 목표는 같게 목표를 위한 각각의 목적은 각 페이지마다 달라야 한다.(그림 4.1 참조)

목표를 쓸 때 사용되는 전문용어와 접근법들은 단체에게 친숙해야 하고 일상적으로 사용되는 것이어야만 한다. 목표들을 나누는 것은 어떤 프로젝트들에서는 실용적일 수 있지만 다른 경우에는 혼란을 야기할 수도 있다. 만약 실행될 행동이 아주 구체적인 행동들로 세분화될 필요성이 있는 것이라면, 행동 단계와 하부 목표가 실용적일 것이다. 또는 만약 행동이 극도의 세밀함을 요구하고 그 행동의 책임자를 분명히 하는 것이 필요하다면, 목표들을 둘 혹은 셋의 수준들로 나눌 수 있다. 하지만 어떤 이들은 하부 목표를 개발하는 과정을 따분하고 혼란스러워 하기도 한다. 하지만 이 접근법은 현재의 프로젝트에 가장 효과적이고 단체의 요구는 선택되어야만 한다.

만약 하부 목표들을 개발한다면 반드시 일반 목표를 지지할 수 있어야 한다. 일반

목표들은 목표일 뿐, 목적이 아니라는 것을 기억하라. 이는 일반 목표들이 구체적이며 측정가능하고, 완성까지의 시간 제약과 기준, 요건, 혹은 기대되는 성취 수준과 결과들을 가지고 있음을 의미한다. 하부 목표들은 일반 목표에서 쓰이는 같은 기준과 부분을 가지지만, 일반 목표에 부합하는 정도로만 쓰인다. 하나의 일반 목표는 다수의 하부 목표들을 가질 수 있다.

목표 작성 방법. 목표 작성에 성공하려면 몇 가지를 반드시 고려해야 한다.

1. 목표는 반드시 실행되고, 행동되고, 행동 지향적이어야 한다.
2. 목표는 반드시 정확한 언어로 기입되어야 한다.
   (포괄적이고 모호한 동사는 쓰지 마라)
3. 목표는 반드시 측정 가능해야 한다.
4. 목표는 반드시 확실해야 하며 단계와 요건, 혹은 실행기준을 말해줘야 한다.
5. 목표는 반드시 결과 지향적이어야 하며 명시된 결과가 있어야 한다.
6. 목표는 반드시 내용과 수행에 있어 표현의 명료성이 있어야 한다.
7. 목표는 반드시 완료까지의 구체적인 기간이 명시되어야 한다.

하부 목표에서는 직무 완수와 특정한 수행, 그리고 결과에 책임이 있는 사람들의 이름을 명시할 수 있다. 또한 행동과 실행을 표현하기 위한 동사들의 목록이 유용할 것이다.(표 4.1을 보라)

개발의 실제적인 업무를 시작하거나 목표들을 기입할 때, 많은 사람들이 여기에 표시된 기본적 단어들로도 충분하다는 것을 발견한다. 이것은 작성된 목표들이 반드시 1) 실행과 행동의 명시, 2) 측정 가능한 요건, 3) 실행이나 요건의 기준 명시, 그리고 4) 시간 요소를 포함하고 있어야 한다는 것을 아는 것이 매우 중요하다는 것이다.

목표 작성의 구조적 접근

유용한 두 번째 접근은 문장을 하나의 목표로 확실히 해주는 요소들로 이루어진 문장 방식을 포함한다. KISS 방법을 꼭 기억하라.

표 4.1 동사/용어목록

부정확한 동사들	명료한 동사들	
(다방면으로 해석될 수 있다 — 이 용어들의 사용을 피할 것)	(해석 범위가 좁다 — 이 용어들이나 비슷한 용어들을 선택할 것)	
	인지적 분류	감정적 분류
알다	상의하다	도전
깨닫다	평가하다	방어
통감하다	규명하다	반박
즐기다	나열하다	참가
믿다	도표	평가
이해하다	비교하고 대조하다	제안
정말 이해하다	해석하다	칭찬
~에 대한 책임을 느끼다	상기하고 명시하다	질문
감사하다	통합시키다	공유
전적으로 감사하다	선택하다	시도
가치있게 생각하다	설명하다	방문
이해하다	구별하다	수락
~을 인지하다	요약하다	지지
용인하다	분류하다	
~와 친숙해지다	예측하다	
욕망하다	신청하다	
느끼다	쓰다	
~을 믿다	나열하다	
~의 의의를 알다	해결하다	
인정하다	구성하다	
알다	완료하다	
자극을 받다	준비하다	
경험하다	만들다	
~에 대해 알게 되다	운영하다	
~에 속하다	선발하다	
	그리다	
	계약하다	
	개발하다	
	열다	
	정의하다	
	묘사하다	
	표로 만들다	
	대답하다	
	알리다	
	명시하다	

목표의 특수 사항과 세부 사항들이 과장되거나 너무 복잡해질 수 있으므로 피해야 한다. 목표들은 정책 성명이 아니다. 이는 기획자들로 하여금 보다 조직적, 효과적, 효율적으로 되게끔 도와주는 도구이다. 목표들은 기획자들에게 모든 행동들을 숙고할 수 있도록, 모든 것들이 프로젝트에 중요하다는 것을 생각할 수 있도록, 그리고 실행되어야 하는 모든 것들을 기억하고 다룰 수 있도록 한다. 목표들은 또한 직무 사정과 계획 실행의 단계, 실행 효율성과 유효성, 나아가 프로젝트의 성공여부를 평가하는 데에도 쓰일 수 있다.

구조적 접근을 이용하는 방법

실제적인 목표 작성에 대한 일반적인 접근이 만족스럽지 않거나 이해하기 힘들수록 구조적 접근을 더욱 추천한다. 목표들을 작성하기 위해 이미 만들어진 구조를 이용하면, 모든 기획가들은 바라는 단어들과 적절한 동사들을 빈칸에 넣기만 하면 된다. 그리고 목표는 완성된다.

_____ _____ 위해 _____ 까지 _____로

| 명사 | 동사 | 기간 | 비용 또는 |
| 결과 | 행동 | 시간 | 단계 또는 상황 |

다른 접근법 또한 사용할 수 있다.

_____ _____ 까지 _____ _____

| 동사 | 시간 | 명사 | 상황 |
| 행동 | | 결과 | 또는 단계 |

적절하게 연결하고 표현하는 단어들이 필요한 곳에 첨가되어야 한다. 이 구조들에서 보이는 바와 같이, 바로 위 해당하는 문장의 각 부분에 정확하고 적절한 단어들을 간단히 기입하기만 하라.

이 구조는 목표의 '누구' 부분이 포함되어 있지 않으므로 행하는 사람의 이름이 명시될 수 없다. 책임자의 이름이 명시되지 않는다. 따라서 목표의 한 부분이 되는 짧은 표현이 구조보다 선행되어야 한다. 예를 들어 "부서책임자에 의해" 같은 표현이

목표들 이전에 쓰인다면 이 부분이 반복되지 않아도 되기 때문에 시간과 노력을 절약할 수 있을 것이다.(4.2 목록 참조) 목표를 쓰기 위한 이 접근법에서는 기획자가 단지 빈칸을 적절한 단어로 채우기만 하면 목표가 완성된다.

표 4.2 건강 사업과 홍보부장은 …

4월 15일까지, 6개 지역 신문들에서 노년층 시민들을 위한 새로운 건강 사업 프로
　시간　　　　단계 혹은 기준
그램 시작을 알리는 신문기사를 싣는다.
　　　　　　　　　명사　　　동사
　　　　　　　　　결과

또는

노년층 시민들을 위한 새로운 외래환자 진료 개시를 알리기 위해 4월 15일까지,
　　　　　　　　　　　　　　　　　　　　　　　　　　　시간

2 군데의 TV방송국을 통한 3가지 다른 TV코너들 중 몇 가지 TV코너들을 섭외한다.
　단계 혹은 요건　　　　　　　　　　　　　　　　　명사　　　동사
　　　　　　　　　　　　　　　　　　　　　　　　　　　　　결과

목표 작성에서의 동사 선택

　목표를 위해 동사를 고를 때, 기획자는 반드시 구체적이고 세밀하며 행동을 표시하고 모호하지 않은 동사들을 선택하도록 한다. 적절한 동사들이 사용되었고 모호하거나 효과가 떨어지는 동사를 선택하지 않았음을 확인하는 한 가지 방법은 구체성과 행동을 보여주는 동사들의 목록을 사용하는 것이다. 목표 작성에 사용하기 위해 표 4.1의 더 정밀하고 또 덜 정밀한 동사들의 목록을 참고하도록 한다.

　목표작성을 위해 사용되는 세 번째 방법은 기준접근법이라고 불려 왔다. 요소들의 확인목록은 하나의 목표를 위해 필요한 모든 부분들이 포함되어 있는지 혹은 목표 안에 있는지를 확인하기 위해 쓰인다. 기준은 이들을 포함한다.

1. 결과
2. 행동

3. 행위자
4. 시간
5. 능력
6. 측정

학습 확인 질문

기획자가 물어야 할 것들은...

□ 어떤 결과가 필요한가? (이 질문은 결과와 행위, 행위자 기준들에 대한 대답이다)

□ 성공여부는 어떻게 평가되는가? (이 질문은 능력과 측정기준들에 대한 대답이다)

□ 결과는 언제 발생할 것인가? (이 질문은 시간 기준에 대한 대답이다)

목표 작성은 전반에 걸쳐 계속된다.

기획자가 보통의 행동 목표 접근법을 사용하든지, 목표와 하부 목표 접근법을 사용하든지 문제 없다. 일반 목표 작성과 하부 목표 작성 둘 다 같은 요소와 같은 접근법을 사용한다.

학습 확인 질문

□ 실행되어야 하며 그것을 위해 목표 그리고(또는) 하부목표가 있어야 하는 분명하고 구체적인 행동들은 무엇인가?

□ 각각의 목적을 위해 몇 가지 목표들이 작성되었는가?

□ 목적들과 목표들은 프로젝트나 프로그램이 성취하길 계획하는 것이 무엇인지 확실히 보여주고 있는가?

□ 목표들은 행동들, 기간, 책임자, 결과, 그리고 목표가 효과적이 되기 위해 필요한 실행 단계들을 확실히 제시하고 있는가?

목적과 목표 설정 단계에서의 일반적인 실수

1. 기획가가 모든 구성단계 공통의 목적을 명확히 하는데 실패한다.
2. 기획가가 목적과 목표의 수준을 지나치게 낮게 설정해 질 유지에 실패한다.
3. 기획가가 새로운 답을 찾기 위해 이전의 경험과 결과를 사용하지 않는다.
4. 기획가가 사업목표를 단체의 미션과 목적에 부합하게 개발하고 다듬기 실패한다.
5. 기획가가 부적합하거나 불가능한 목적과 목표를 너무 많이 개발함으로써 지나치게 행사하고 개발한다.
6. 기획가가 적절한 직위나 대상에게 책임을 분명히 배정하는 것에 실패한다.
7. 기획가가 둘 이상의 사람들에게 한 가지 직무에 대한 책임을 질 수 있게 허용한다.
8. 기획가가 자신의 책임 범위보다 일을 어떻게 수행할 것인가에 더 집중한다.
9. 기획가가 목표 성취에 집중하는 대신 무엇이 대상자를 기쁘게 할지에만 집중한다.
10. 기획가가 일과 목적·목표 성취를 위한 지침과 정책을 분명히 하는데 실패하고, 혼란과 분열된 목적·목표로 인한 결과로 다중의 주관적인 수정과 변화를 만든다.
11. 기획가가 다른 사람의 목적을 전체적인 목적과 미션을 고려하지 않은 채 무비판적으로 수용한다.
12. 기획가가 상부 행정의 알려져 있는 원하는 바와 기대하는 바에 대해 인식하기를 꺼린다.
13. 기획가가 응급상황을 포함한 프로그램 혹은 프로젝트가 부딪힐 수 있는 장애물들과 많은 시간을 할애하는 일상의 업무들에 대해 무시한다.
14. 기획가가 종속되거나 상부의 새롭게 요구되는 목적을 무시하고 오직 자신이 알맞다고 여기는 목적만을 사용한다.
15. 기획가가 프로젝트나 프로그램이 성공할 수 있도록 자신이 반드시 해야 하는 것을 토대로 생각하거나 행동하지 않는다.
16. 기획가가 단체의 외부에서 얻은 새로운 아이디어를 소개하거나 다른 직원들로 하여금 제안을 할 수 있도록 수락하는 것에 실패한다.
17. 기획가가 중간 목표 날짜를 설정하거나 과정을 측정할 시간표를 만드는데 실패한다.
18. 기획가가 새로운 기회를 붙잡는데 실패하고 대신 융통성 없이 계획과 목표, 목

적에 완고하게 붙잡혀 있다.

19. 기획가가 사전 동의된 목적이 실행 불가능하거나, 무관하고, 혹은 성공하기 불가능하다는 것이 입증되었을 때 그것을 바꾸는데 동의하지 않는다.

20. 기획가가 목표나 목적이 성공했을 때 그에 대한 강화나 인지를 하지 않는다.

21. 기획가가 목적과 목표를 쓰는 기획 단계에만 집요하게 매달리고 계획에 대한 실행은 하지 않는다.

22. 기획가가 계획과정 초기에 평가과정을 포함시키는 것을 실패하거나 잊는다.

요약

파트 I에서는 요구사정 단계에서의 목적과 목표 작성에 대한 개관을 보여주었다. 다음 단계는 계획 단계에서의 개관이다.(책 처음에 있는 계획과 프로그램 개발 모델 참조) 그러나 목적과 목표의 주이용은 각 단계별 행동과 프로젝트나 프로그램의 전반적 수행을 위한 종합계획 개발을 필요로 하는 절차를 제시하는 데 있다. 이것들은 파트 II에서 다뤄질 것이다.

효과적인 계획은 기획가나 관리자가 무엇을 해야 하는지를 정확히 알려주는 분명하고 명쾌한 기입 목표들에 달려 있다. 여기에 나타나 있는 문맥이나 구조 안에서 쓰인 목표들은 좋은 계획 목표들을 배출한다. 작성된 목표들은 절차 계획을 돕는 데만 잘 기능하는 것이 아니라 프로그램이나 프로젝트의 평가에서도 유용하게 쓰인다.

단원 목표 Ⅱ

4장의 주요 목적은 :

1. 계획과 프로그램 개발에서의 목적과 목표의 역할을 설명할 수 있다.

2. 계획과 프로그램 개발에서의 목적과 목표를 재검토할 수 있다.

3. 여러 가지 종류와 수준의 목표들을 설명할 수 있다.

4. 계획과 프로그램 개발을 위한 목적과 목표를 어떻게 쓰는지 이해할 수 있다.

5. 목적과 목표 작성을 위해 질문 계획을 나타낼 수 있다.

6단계
목적과 목표 작성

• 조직에 의해 프로젝트가 결정되고 승인되면, 목적과 목표를 개발하고 작성한다.

PART Ⅱ - 계획과 프로그램 개발을 위한 목적과 목표 작성

소개

프로그램 개발 목적과 목표는 프로젝트, 서비스, 혹은 프로그램의 계획 단계가 완성되었을 때에 조직이 무엇을 할 수 있는지 말해준다. 파트Ⅰ과 검토에서 이야기 했듯이, 목적은 일반적이며 보통 구체적인 시간 요소가 결여되어 있다. 목표는 목적을 달성하기 위한 구체적인 행동들과 결과들이다. 목표는 측정가능하고 결과 지향적이며, 시간적 요소를 포함한다.

파트Ⅰ에서 목적과 목표 작성의 기본사항들이 명시되었다. 명시되었던 핵심적인 개념과 원칙은 프로그램 개발에서도 적용 가능하고 유용하다. 프로그램 개발의 다른 단계들에서 사용되어 진다고 해도 목표작성의 기본원칙은 같다. 그러므로 파트Ⅰ의 핵심정보들은 여기에서도 해당된다.

목표는 계획단계에 있어 기본과 핵심이 된다. 목적과 목표는 계획자와 관리자 모두에게 방향을 제공한다. 무엇을 목표로 하는지, 어떤 행동들이 완수되어야 하는지,

어떤 결과가 기대되는지, 어떻게 행동들이 이행되어야 하는지, 행동들이 성취되고 있는지, 그리고 그것들이 제시간에 완료되고 있는지를 명료하게 보여줌으로써 방향이 나타난다.(9단원의 시간표 참조)

적절하게 나타난 계획 목표들은 유용할 뿐 아니라 양질의 프로그램 개발에 있어 필수적이다. 계획 목표가 적절히 작성되고 준비되지 않는다면 계획자와 관리자는 프로그램 개발과, 실행, 평가에 있어 방향을 잡기 어렵다. 그러나 적절히 표현된 목표는 프로젝트의 행동과 결과를 주요관리자에게 전달하는 역할을 한다. 목표들은 구체적이고 상세한 필요한 행동들을 개발하고 과정과 예상결과 계획을 실행함에 있어서의 서비스, 프로그램 혹은 프로젝트를 수행하도록 한다.

목적과 목표의 차이점

계획과 프로그램 개발의 목적과 목표는 구체성과 세밀함의 수준과 정도에 따라 작성된다. 목표는 일반적 용어들로 작성되며 매우 일반적일 수 있다.("노인들에게 외래진료 서비스를 제공한다.") 반면에 목표는 매우 구체적일 수 있다.("노인 환자들을 위해 외래 족부 의료 서비스를 매주 금요일마다 적어도 35명의 환자에게 제공한다.") 모든 계획된 행동들은 목적과 구체적 목표들을 갖는다. 모든 목적들이 완벽한 형태를 갖추고 있지는 않음을 기획자와 관리자는 반드시 받아들여야만 한다. 그러나 목표 작성에 있어서는 행동의 세부성이 더 구체적일수록 계획 과정이 더 명확해 진다. 몇몇의 목적들과 많은 목표들은 보통 계획의 각 단계마다 나타난다.

중요성과 가치

매우 구체적인 계획 목표들은 새로운 프로그램과 서비스의 계획, 실행, 평가를 위해 필요하다. 그것들은 행정 지향적이며 실행과 관리 단계를 이끌어내는데 가장 큰 도움이 된다.

장점들

계획 목표 개발에 의해 파생되는 몇 가지 장점들

1. 명료하게 정의된 지향하는 목표들이 제공됨으로써 계획자들은 실현될 건강 옹호 활동, 건강관리, 그리고 사회 서비스를 구상할 수 있다.

2. 명료하게 정의된 목표들이 제공됨으로써 관리자는 목적과 목표가 성취되는지에 따라 서비스의 효과를 평가할 수 있다.

3. 각각의 목표들이 성취됨으로써 완료 정도와 효과 수준을 기초로 각각의 프로그램이나 서비스를 가늠할 수 있다.

4. 관리자들이 목적과 목표들을 이용할 때 행동들을 관리하는 데 더 효과적이라는 것을 조사가 보여줘 왔다. 목적과 목표가 연락선을 열어주며 기대치는 분명해진다. 또한 또렷한 방향을 제공해주고 짐작이나 잘못된 처리는 최소화시킨다.

5. 명료하게 구체화된 목표가 제공됨에 따라 프로그램 기획자들은 행동과 기대되는 결과들의 차례를 설정할 수 있으며, 각각의 완수 시간표를 작성할 수 있다.

6. 어떤 행동들이 완료되는지를 알 수 있으므로 행동이나 일들이 겹쳐지는 또는 중복되는 불필요한 것들을 제거할 수 있게 된다.

7. 관리자들은 수행된 구체적인 행동과 중간 목표들을 읽음으로써 프로그램 개발과 계획 과정에 대해 보다 쉽게 이해할 수 있다.

8. 분명하게 나타낸 계획 목표들을 통해 계획자는 관리부서에게 무엇이 성취되었고 프로그램 개발 과정이 어떻게 진행되고 있는지 설명하고 보여줄 수 있다.

9. 분명하게 정의된 목표들이 제공됨으로써 계획자들과 관리자들은 현재 프로젝트가 어떤 실행과 개발 단계에 있는지 결정할 수 있다.

계획 목표와 결과 작성

이 단원의 파트Ⅱ는 목표 개발과 사용을 둘러싼 프로그램 개발과 계획 과정에 중점을 둔다. 이전에 살펴봤듯, 목표들은 정밀해야 하며 계획을 실행에 효과적으로 옮길 수 있도록 구체적이고 세밀할 필요성이 있다. 목표들은 구체적이고 측정 가능해야 하며 명시된 결과를 가지고 있어야 하고 시간적 요소, 그리고 달성해야 할 상황이나 기준을 포함하고 있어야 한다는 점을 상기하라.

목표의 효과성은 프로그램의 성공을 좌우한다. 만약 목표들이 세심히 계획되고 잘 개발되었으며 프로그램 활동이나 책임에 대해 충분한 구체성을 지니고 있다면 프로그램 계획과 실행은 순조롭게 진행될 것이다. 프로그램 관리나 평가 또한 잘 개발되고 작성된 목표로 인해 큰 성공을 거둘 수 있을 것이다.

"일을 계획하고 계획을 수행하라" 계획에 관한 속담이 말해주듯, 목표 작성은 단지 통과해야할 하나의 일이 되어서는 안 된다. 프로그램의 계획과 실행은 오직 기획자와 관리자가 계획을 실행에 옮길 때만 작동한다. 계획은 신중하게 받아들여지고 착수되어야 한다. 계획 과정의 기초는 목표이다. 목표들은 관리자가 만들 때에야 비로소 중요해지고 효과적이 된다. 만약 목표가 단지 하나의 통과해야하는 연습으로 진지하게 여겨지지 않는다면, 행정을 운영하는데 있어 시간과 비용, 그리고 기타 관리 활동 자원을 보다 현명하게 사용하는데 더 공을 들여야 한다.

학습 확인 질문

계획과 목표 작성, 개발 과정을 단순화하기 위한 노력으로 다음을 고려하라.

☐ **누가** 관리업무 수행의 책임을 갖는가? 이는 프로그램 혹은 프로그램의 한 단계를 실행하고 관리하는 실제적인 업무가 누구에 의해 수행될지를 의미한다.

☐ **수행**은 목표의 행동 부분이다. 여기에서 바로 정교하고 구체적인 관리 수행을 제시하는 동사들이 쓰인다.(표 4.1의 행동 지향적 동사들 참조)

☐ **행동과 결과** : 프로그램의 실행과 관리의 결과들이 측정되고 평가된다. 목적을 구체적인 계획 목표들과 함께 사용함으로써 어떤 실제적 행동들이 실행될 것인지와 그것들이 얼마나 효과적으로 성취될 것인지 제시할 수 있다.

☐ **환경**들은 기획자와 관리자가 프로그램을 실행하고 관리하는 요건들과 장소를 제시한다. 예를 들어 진료소에서, 병원에서, 대행사에서, 노인정에서, 또는 회사 배달 서비스 식당에서, 계약 협상 내에서

☐ **기준**은 각각의 행위들이 실행되거나 관리될 때 기대되는 역량이나 완성의 수준을 제시한다. 예를 들어 퍼센트, 달러, 행위의 개수 등으로 나타난다.

목표 실례

"노인들을 위한 보건 교육" 90분 프로그램이 지역사회 보건 교육사들에 의해 1년 간 200명의 노인 청중들을 대상으로 매주 목요일 병원 강당에서 이루어질 것이다. 매 수업은 노년층의 주 관심 주제들로 이루어질 것이다.

- 누가 = 지역사회 보건 교육사
- 수행 = 보건 교육 … 프로그램 수행
- 행동과 결과 = 노년층을 위한 보건 교육 … 200명의 노인 청중 참석
- 환경 = 병원 강당에서
- 기준 = 90분, 1년 동안, 매 시간 200명 참석, 노년층의 주된 관심사

목표의 정확한 작성

효과적인 계획과 프로그램 개발을 위해서는 목표를 필요한 한 매우 구체적으로, 또 많은 정보를 가질 수 있도록 하고 가능한 한 정확히, 구체적으로 하는 것이 좋다. 목표 작성에 있어는 더 정확한 것일수록 더 효과적이고 효율적인 실행과 관리가 가능하다. 따라서 행위들은 반드시 명료하게 고려되어야 하고 표현되어야 한다. 복잡한 문장들로 쓰인 과도하게 복잡하거나 장황한 목표들은 어렵게 한다.

정확한 동사들을 사용함으로써(표 4.1) 계획이 정확하고 명료해지고 평가 또한 더욱 정확해진다. 대략적이며 모호한 의미의 동사와 형용사들을 사용할 경우 목표의 구조가 애매하고 혼란스러워 진다. 일어날 수행과 행동들을 묘사하고 정의하는데 최적의 용어들을 사용하는 것이 훨씬 유리하다. 정확한 용어는 계획자와 관리자들 모두에게 더 나은 방향을 제시함으로써 계획, 실행, 평가, 그리고 관리 과정을 강화하게 된다. 이를 통해 관리자는 무엇을 결과로 기대되는지 알 것이다. 계획자도 계획자와 관리자 모두 이해할 수 있고 행동으로 옮길 수 있으며 더 잘 평가할 수 있는 구체적인 행위들을 제공할 수 있을 것이다.

파일럿이 비행을 시작할 때, 그 혹은 그녀는 비행이 시작되기 이전에 해야만 하고 확인되어야만 하는 모든 것들의 목록을 사용해야 한다. 두 번째 확인 사항은 비행기 이륙이 허가되기 이전에 확인 목록을 완료하는 것이다. 이와 비슷한 확인 목록 행동

과 접근법들이 계획자와 관리자에게 가장 유용하다. 동사 목록을 사용하는 것이 바로 계획자가 목표 작성을 할 때 유용한 확인 목록 관련 접근법의 하나다. 이 책에서 계속 제시되고 있는 질문 계획 또한 다른 하나의 확인 목록 유형을 제공한다.

계획 단계에서의 일관성과 일치성

계획자는 목적들과 목표들이 요구사정 단계를 통튼 우선사항을 지속적으로 나타내고 있는지 확실히 해야 하는 책임을 가진다.(5단원의 4번째 단계) 거기에 더해 계획자는 단계별 계획과 목표 작성이 실행 양식을 명확히 하고 있는지 지속적으로 확인해야만 한다. 이는 관리가 효과적이고 효율적인지를 확인하는데 도움이 된다.

목적들과 목표들은 목표 집단의 문화 · 배경의 희망과 요구, 기대들과 부합해야 한다. 계획자는 서비스를 받을 사람들의 독특한 문화와 전통을 잘 알아야 하고 민감해야 한다. 또 모든 목적과 목표 개발에서 그들이 히스패닉 노년층이든, 흑인 장년층이든, 북미인디언 원주민이든, 또는 직장 내에서 건강 판촉을 받는 직장인이든, 어떤 집단의 특별한 요구와 기대라도 고려되어야만 한다.

학습 확인 질문

☐ 단체는 프로젝트가 계획되고 개발되도록 검토하고 승인했는가?

☐ 프로그램이나 서비스의 성공적인 실행과 관리를 보장할 수 있도록 프로그램의 각 분야와 단계의 목적들이 작성되었는가?

☐ 프로그램이나 서비스의 성공적인 실행과 관리를 위해 필요한 각 목적과 구체적 행동, 결과들의 목표가 작성되었는가?

☐ 각각의 목표마다 목표가 갖추어야 할 모든 부분들이 갖춰져 있는가?

☐ 목적과 목표 개발 단계에서 평가가 고려되었는가?

☐ 목적과 목표가 평가할 수 있는 행동들로 개발되고 작성되었는가?

☐ 각 목표가 다섯 가지의 요소들을 포함하도록 하는 노력을 기울였는가? : 책임지는 누구, 수행, 행동과 결과, 환경, 기준. 목표들은 1 단원에서 나왔던 기준과 접근법과 부합하는가?

☐ 목적들과 목표들은 6단원에서 이야기했듯이 이전에 결정된 우선사항과 일관되고 부합되는가?

□목적들과 목표들은 실제적 실행과 프로그램 관리 과정에서의 명료한 방향을
제공하고 있는가?

참고문헌

1. Bloch, A. Murphy' Law Book Three. Los Angeles, CA: Price/Stern/
   Sloan, 1982.

2. Timmreck, T. C. Dictionary of Health Services Management, 2d ed.
   Owings Mills, MD: National Health Publishing, 1987.

3. Brickner, W. H. and Cope, D. M. The Planning Process. Cambridge, MA:
   Winthrop Publishers, 1977.

4. Mager, R. F. Preparing Instructional Objectives. Palo Alto, CA: Fearon
   Publishers, 1962.

5. MacStravic, R. E. S. Marketing by Objectives for Hospitals. Germantown,
   MD: Aspen Publishing, 1980.

6. Deegan, A. X. II. Management by Objectives for Hospitals. Germantown,
   MD: Aspen Publishing, 1977.

7. Nutt, P. C. Planning Methods for Health and Related Organizations.
   New York: Wiley, 1984.

8. Odiorne, G. S. Management by Objectives, II. New York: Fearon Pitman
   Publishing, 1979.

9. Dignan, M. B. and Carr, P. A. Introduction to Program Planning: A
   Basic Text for Community Health Education. Philadelphia: Lea &Febiger, 1981.

10. Numerof, R. E. The Practice of Management for Health Care
    Professionals. New York: AMACOM, 1982.
    Writing Goals and Objectives 85
    Timmreck-PPDE_02_CH04. qxd 02-05-2002 18:19 Page 85

11. Kibler, R. J., et al. Behavioral Objectives and Instruction. Boston: Allyn

and Bacon, 1970.

12. Odiorne,G. S. Management by Objectives, II. Belmont, CA: Fearon Pitman Publishing, 1979.

13. Brickner,W.H. and Cope,D. M. The Planning Process. Cambridge, MA: Winthrop Publishers, 1977.

14. Dignan, M. R. and Carr, P. A. Introduction to Program Planning:A Basic Text for Community Health Education. Philadelphia: Lea & Febiger, 1981.

15. Fodor, J. T. and Davis, Gus T. Health Instruction:Theory and Application. Philadelphia: Lea & Febiger, 1981.

86 Chapter 4 Timmreck−PPDE_02_CH04.qxd 02−05−2002 18:19 Page 86

제 5 장

요구평가 :
프로그램과 서비스 사업의 결정 :
격차 줄이기

BIONDI의 법칙

당신의 계획이 잘 수행되지 않는다면,

당신이 중요치 않다고 여겼던 부분을 찾아보아라.

MURPHY's Law

단원 목표

5장의 주요 목적은 :

1. 요구평가의 역할을 설명한다.

2. 요구평가 개발을 위한 현존하는 기획에 대한 질문을 제시한다.

3. 요구평가의 정의를 내린다.

4. 수혜지역과 대상 집단에 대한 정의하고 설명한다.

5. 지역사회 자원 평가에 대해 설명한다.

6. 요구평가의 종류와 접근법에 대해 설명한다.

7. 요구평가에 쓰이는 주요 용어를 제시한다.

8. 요구평가 설문지와 그 항목들을 검토한다.

9. 요구평가 기구의 개발 방법에 대해 검토하고 설명한다.

10. 요구평가 방법론에 대해 설명한다.

11. 요구평가접근법으로써 건강증진모델인 **PRECEDE** 모형에 대해 검토한다.

12. 요구평가 설문조사 작업의 표본추출법(**Sampling**)을 검토한다.

13. 요구평가 과정에서의 교육의 중요성에 대한 논의한다.

14. 자료평가에 대해 논의하고 기록한다.

15. 사업 격차와 계획에 따른 요구사항을 파악하기 위한 논의를 한다.

4단계

요구평가

- 관할구역, 대상 집단, 시장 – 제공 받는 집단 또는 인구

- 지역사회 조사의 완성
  - 기존의 지역사회 자원, 사업, 프로그램에 대한 목록 작성 및 평가

- 요구평가 방법이나 접근방법 종류 결정– 예 설문조사, 포커스 그룹, **PRECEDE** 모형 등

- 평가를 위한 도구 결정 및 요구평가 시행할 항목과 문제 결정

- 요구평가 도구의 개발

- 요구평가 방법과 수행 과정의 개발

- 봉사활동가나 조사원을 위한 훈련 프로그램의 수립

- 요구평가 실시를 위한 봉사활동과 감독관의 훈련

- 요구평가/설문조사 실시

- 요구평가에 대한 자료의 결과 분석 및 평가
- 결과의 중요성에 대한 평가와 연구결과에 대한 기록
- 지역사회와 지역사회의 자원 및 프로그램의 평가, 연구결과에 대한 결과 결정
- 서비스 사업과 프로그램 사이의 격차에 대한 파악 및 필요부분 확정

요구평가에 대한 개요

요구평가는 개발을 고려 중인 모든 프로젝트와 프로그램 기획과정의 초석이지만, 요구평가에 대한 개발이나 사용에 대해서는 거의 기록된 것이 없다. 프로젝트의 필요성 평가에 대한 많은 접근법들이 사용되었다. 요구평가의 범위는 경험적, 정보 바탕으로 한 관찰을 이용하는 비공식적 접근법에서 프로젝트를 포괄적으로 조사하는 공식적 접근방법에까지 이른다. 그러나 비공식적인 접근법들은 계획되고 과학적으로 개발된 조사 접근법에 비해 신뢰성이 떨어진다.

필요성 평가로 사용되는 경험적 관찰법은, 대개 배경이나 교육수준, 혹은 처한 입장에서만 프로젝트의 필요성을 바라보는 관리자의 좁은 시야에 의해 제한을 받는다. 기득권, 숨겨진 안건의 영향으로 관리자들이 혜택을 받는 프로젝트가 추진될 수도 있다. 예를 들어, 많은 건강관리 전문 관리자들은 (교육받은 정보 제공자) 노인들의 건강관리에 대한 주요 요구는 건강관리는 진료소와 의료보험에 대한 접근이라고 생각할 것이다. 그러나 공식적인 연구중심 요구평가는 노인들을 위해 가장 필요한 건강관리 요구는 교통수단이라는 것을 반복하여 보여준다.(96페이지의 전문가 지도자 부분을 참조)

많은 관리자들과 기획자는 -프로그램 개발에 필요한 것들과 요구사항에 대한 것을 이미 알고 있다고 믿으며- 종종 기획에 있어서 요구평가 과정이 사업의 가치를 제한하고 사업을 포기하게 한다고 느낀다. 시간과 인력, 그리고 자본의 제한과 어떤 경우는 행정관들이 요구평가 단계를 무시하게 만든다. 관리자들이 그런 자세를 취하는 것에는 타당한 이유가 있다. 일부 열정적인 기획자나 연구자는 간단한 요구평가를 주요 연구 프로젝트로 변환시키는 것으로 알려져 있다. 이런 최선을 다하는 전문가들은 간단한 요구평가만을 통해 매우 극소수 자원을 소모하고 불필요한 시간을 쓰지 않도록 한다.

요구평가의 역할

　요구평가는 기획 중인 프로그램에 사용되는 자원, 서비스, 장비, 그 외의 사용 가능한 항목들을 확인하기 위해 사용된다. 또한 요구평가는 설문조사, 평가, 그리고 어떤 프로그램이나 서비스 사업이 존재하는지를 조사하고 어떤 서비스 사업이 누락됐는지를 조사하는데 사용된다. 프로그램이나 서비스 사업의 누락된 부분은, 서비스와 열망, 그리고 서비스를 받을 필요가 있는 사람들의 관심도에 의해 결정된다. 요구평가는 프로그램이나 프로젝트의 요구사항 평가를 포함하는 계획 개발 과정의 일부이며, 사업의 우선순위, 목적(aims), 목적(objective), 그리고 목표(goal)를 설정하기 전에 이루어진다.

　요구평가의 계획 시에 두 가지 쟁점이 대두된다. 첫째는 표적인구(target population)가 무엇인가에 대한 것이고, 두 번째는 계획된 프로젝트나 사업의 관할구역(catchment area)이 무엇인가에 대한 것이다. 프로그램 기획 및 개발에서 표적 집단(target group)은 지역사회 또는 특별히 개발된 서비스의 수령자로 결정된 보건증진 활동 지역의 인구로 정의된다. 서비스 지역, 지역 사회, 또는 서비스에 대한 수요 또는 인구와 지역에 관련되어 확인된 요구로 인해 서비스를 받기로 지정된 특정 인구집단. 표적 집단은 연령, 인종, 민족성, 종교, 접근성, 지리학적 위치, 근무현장 등에 의해 선발될 수 있다. 표적 집단은 서비스에 중점을 맞춘 집중 인구 또는 고객이다. 서비스사업에 참여할 자격이 되는 것도 표적 인구가 되기 위한 하나의 조건이 될 수 있다.

　관할구역(catchment area)이란 지리적인 지역으로 어떤 사실에 근거한 건강증진 프로그램이나 건강관리 또는 사회복지, 인구분포, 도로나 주택의 배치, 자연적인 지리학적 경계들, 그리고 접근할 수 있는 교통수단 등에 의해 제공되고 정의된다. 연령이나 소득과 같은 추가 기준에 따라 달라질 수도 있지만, 일반적으로 서비스사업과 프로그램을 필요로 하는 모든 지역 거주자들은 관할구역에 포함된다. 관할구역의 주민들은 이러한 프로그램에서 얻을 수 있는 것 이외의 서비스에 제한 받을 수도, 받지 않을 수도 있다.

　적절한 지리학적 지역이란 요구평가를 실시하기 위해 선택된다. - 그 지역은 프로그램이 제공되고 프로그램의 책임이 있다. 관할구역 개념은 지역사회의 정신건강 서비스 계획에서 다루어진다. 이런 맥락에서 관할구역은 지리적 영역을 관리할 수 있도록 지리적 영역의 크기를 결정하는데 관할구역 개념을 사용할 것을 제안한다.

실물조사, 전화설문, 인터뷰, 포커스그룹, 그리고 지역사회 진단과 같은 시장조사 방법 또한 프로그램 기획자가 사용할 수 있는 요구평가 접근법이다.

요구평가란 무엇인가? 그것은 지리적인 구역이나 지역 사회에서 이들 프로그램이나 서비스가 해당 지역에서 잘 운영이 되는지를 확인하는 과정이다. 또한 요구평가는 서비스나 프로그램의 취약점을 확인하는 과정이다. 요구평가는 사업의 필요성과 흥미도, 그리고 프로그램 또는 서비스 사업에 대한 요구 사이의 격차를 찾아내는데 사용한다. 이는 현재의 서비스와 활동들, 그리고 프로그램들에 대한 단점과 부족함을 찾아내는 활동 과정이다. 요구평가 활동은 계획자가 서비스 사업과 프로그램의 격차를 확인하게 해주고, 최근의 서비스 사업과 프로그램 시스템의 문제를 확인할 수 있게 해 준다.(그림 5.1 참조) 요구평가는 프로그램을 효과적이고 효율적으로 만드는 평과 과정의 한 부분으로써 사업의 질과 양을 향상시키는 관리 도구로써 사용할 수 있다.

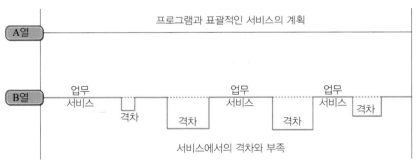

그림 5.1 서비스 사업의 격차를 확인하는 요구평가의 결과

서비스의 장애요인들

서비스에 대한 장애물들은 요구평가와 요구평가 설문지를 계획할 때 반드시 고려해야 한다. 기획자나 프로그램 개발팀이 예측할 수 있는 모든 장벽을 예상하고 포함

해야 한다. 서비스와 프로그램의 장애물은 대체적으로 가용성, 접근성, 비용, 효율성, 품질, 그리고 프로그래밍의 연속성과 같은 용어에서 다루어질 수 있다. 다음 여섯 가지 각 영역에서의 장애요인은 프로그램 개발팀의 브레인스토밍이나 델파이 과정 중에서 나열되고 표현될 수 있다.

요구평가 설문조사와 요구평가 과정이 효과적이려면, 기획자는 인구, 지리적 구역, 그리고 현존하는 서비스와 프로그램에 대한 깊은 이해와 포괄적인 지식을 갖추어야 한다. 실제 요구평가에서는 요구사항 식별과 요구평가 과정이 표적 인구와 선택된 표적 집단에 발생하는 변화에 따라 제한될 수 있다.

학습 확인 질문

□ 인구와 지리학적 지역의 검증이 가능한가?

□ 프로젝트나 프로그램의 관할 구역은 어디인가?

□ 프로젝트나 프로그램의 대상 인구는 무엇인가?

□ 제공되는 "시장" 또는 집단은 무엇인가?

□ 현존하는 사업의 질을 규명하는 가장 좋은 접근법은 무엇인가?

□ 서비스 사업과 프로그램의 격차를 규명하는 가장 좋은 요구평가 방법은 무엇인가?

지역사회 자원 사정(Resource Assessnent)

지역사회 자원의 사정 준비를 할 때, 기획자는 평가의 완료에 관한 책자나 보고서를 개발하는 계획이 있어야 한다. 지역사회 자원 평가의 금액, 범위, 유형은 계획 중인 프로젝트나 서비스 사업의 범위에 따라 달라진다. 고령화에 관한 지역 기관이나 공중보건학과, 병원 내의 사회봉사 부문 등에서는 지방, 지역도시, 또는 관할구역에 관한 제대로 된 소책자나 자원에 관한 자료집을 개발해야 한다. 만일 프로젝트가 알츠하이머 센터나 고령자를 위한 외래 진료 클리닉의 개발과 같은 사업과 활동을 후원하는 자원들에만 특화되어 있다면, 보고서에는 반드시 프로그램과 프로젝트에 직/간접적으로 연관이 있는 기관들이 조사되고 포함되어야 한다.

부적절한 요구평가 접근법은 객관적인 조사결과를 제한할 수 있다. 특히 정말 필요한 인구에서의 요구평가는 기대와 높은 희망사항을 만들 수 있다. 조사하는 과정에서 -질문자가 질문하고 인터뷰 하는 것- 요구되는 프로그램이 실제 서비스 사업이 되는 것에 대한 기대가 상승한다. 사람들이 프로그램 개발을 하고 싶다는 질문을 받는 경우, 그들은 그 질문과 그들이 원하는 대로 프로그램이 진행되는 것에 대한 높은 기대(혹은 잘못된 기대)를 갖는 것 같은 요구평가경험을 통해 결정할 것이다.

건강 증진 프로그램 개발은 부분적으로 대상 인구의 건강 상태 지표에 의존하게 된다. 공공보건통계 및 복지서비스 데이터에 의해 확인된 질병, 건강상태, 부상, 장애, 사망원인 등의 위험요인은 그리고 종종 요구평가 과정에 사용된다. 1장의 그림은 그러한 자료의 예를 보여준다.

요구평가 접근법

요구평가에 접근하기 위한 다양한 접근법이 활용되어 왔다. 그 중의 일곱 가지 방법들은 다른 접근법에 비해 좀 더 일반적으로 사용된다. 많은 유형의 요구평가가 사용되고, 새롭고 다양한 접근법들이 필요에 의해서 또는 건강증진 계획에 사용되는 PRECEDE모형과 같이 특정 분야에 더 명확한 접근을 위해 개발된다. 여기에 가장 자주 사용되는 몇 가지 방법들이 선호도 순으로 나타나 있다.

전문가 지도자와 주요 정보원의 접근 (Knowledgeable Leader/key informant Approach)

개인 또는 전문가로 알려진 표적 집단의 요구에 대해 잘 알고 있는 주요 지역사회 지도자의 경험과 지식은 가치가 있다. 전문지식이 많은 지도자로부터 통찰력 있는 정보가 대상 인구와 지역 사회의 필요에 의해 수집된다. 아는 것이 많은 지도자들이 지역사회에서 중요한 역할을 담당하고 있기 때문에, 이런 사람들은 평가되는 인구와 더 친밀하여 요구, 서비스 사업과 이용가능한 자원의 격차에 대한 통찰력을 제공할 수 있고 가정된다. 요구평가에 이 접근법을 제한하는 이유는 매우 분명하다. 프로그램에 대해 이기적인 희망을 가진 지도자나 특정 사업 기득권자의 프로그램 개발은 관찰을 편향되게 하거나 그들의 평가나 추천이 훨씬 덜 객관적일 수 있다.

전문가 지도자/핵심 정보원에 사용된 방법론은, 대개 식견 있는 지도자와 핵심 정보원들의 명단을 함께 포함한다. 이 방법에 사용할 수 있는 세 가지 접근법이 있다.

1. 짧은 설문지는 아는 것이 많은 지도자들과 주요 정보원들이 개인적인 의견이 많이 포함되도록 표준화하기 위해 개발되거나 사용될 수 있다. 설문지의 양식은 개인적인 견해를 작성할 공간을 남겨두어야 한다. 설문지는 면담 형식의 상황에서 작성된다. 결과에 대한 분석은 델파이 방법을 이용할 수 있다.

2. 스스로 작성한 설문지는 표준화된 양식을 사용하여 여러 지식 리더와 주요 정보원에 의해 채워질 수 있다.

3. 반 구조화된 설문의 경우, 직접 또는 전화로 수행될 수 있다.

이러한 주관적인 접근법은 정보의 정확성 유지, 질의응답 과정의 표준화, 기득권 최소화, 그리고 주관적인 의견의 경시에 대한 우려가 있다. 따라서 보다 체계적인 접근법과 질문 및 설문지는 보다 객관적인 정보가 될 것이다. 같은 질문들이 모두 아는 것이 많은 지도자/핵심 정보원과 함께 사용된다. 모든 질문을 획일화된 방식으로 기술하고, 기록된 획일화된 방식으로 응답한다면, 데이터의 집계 및 분석이 용이해지고, 정확성이 증가할 것이다. 그리고 데이터 수집 과정은 더 객관적이고, 유효하고, 신뢰성이 높아질 것이다.

지역사회 포럼(Community Forum)

공청회(public meeting)는 계획되고, 발표되고, 지역사회의 표적 인구에게 널리 홍보된다. 공청회는 표적 인구와 관계 혹은 관심 있는 전문가들을 초청하여 개최된다. 대표자 역할을 하기 위한 주요 지도자들은 주요 단체나 기관으로부터 초대된다. 성공적인 공청회를 위해서는 다양한 공교육과 홍보가 실시되어야 한다. 공청회의 표적 집단 구성원들의 적절한 분위기를 위해 교통수단, 음식 및 다과, 그리고 또 다른 혜택이 제공될 수 있다. 공청회가 시작되면, 여러 가지 접근법이 사용될 수 있다:

1) 핵심 문제에 대한 답변이 청중에게 제공되고, 답변이나 의견은 기록되어 이후에 분석할 수 있다. 2) 공청회와 같은 모임에서는 브레인스토밍 접근법이 효과적일 수 있다. 3) 설문조사는 회의에 참여한 모든 사람에게 행해지고, 회의가 끝나는 시점에서 회수되어야 한다. 브레인스토밍 활동의 결과는 수정된 델파이 방법의 접근법을 사용할 수 있다. 일련의 소규모 지역 기반의 회의는 위에서 언급한 방식의 일부 또는

전부를 사용하여 개최할 수 있다.

수진율 접근법(Rates Under Treatment Approach)

수진율(RUT) 접근법은 서비스의 이용을 기반으로 하고 있다. 즉, 서비스 또는 프로그램을 사용하는 이러한 사람들이 요구, 결점, 그리고 프로그램의 서비스 격차에 대한 전문 지식의 원천이 된다. 서비스의 수신자는 서비스를 필요로 하지만 아직 이용하지 않는 사람들을 대표한다고 가정한다. 의무기록이나 관리기관의 기록 역시 요구사항을 확립하는 정보나 자료의 출처로 사용되어져 왔다. 통계정보는 데이터베이스를 개발하고, 요구사항을 수립하기 위해 사용된다. 정기적인 의료 및 개인기록과 같은 통계 정보 데이터는 관리기관의 기록에서 채취할 수 있는 기본적이고 일반적인 통계정보데이터이다. 자료들은 일반적으로 다음과 같은 것들을 포함한다:

- 연령
- 인종
- 수입
- 성별
- 결혼여부
- 사용하고 있는 서비스의 종류
- 소비하는 서비스의 양
- 의학적으로 관련이 있거나 도움이 되는 현재 문제 및 진단의 제시
- 방문 또는 사용 빈도
- 이용결과
- 서비스의 만족도
- 의료관련 시설에 머무른 기간

서비스의 이용 패턴, 자원의 사용, 지리적 기원과 관련된 정보는 많은 조직의 보관기록에서 유래된 것일 수 있다. 서비스에 무엇이 결여되어 있는지, 어떤 서비스와 프로그램이 필요한지, 단점은 무엇인지, 또는 서비스의 참여자나 소비사가 무엇을 원하는지를 질문하는 방법이 결여되어 있기 때문에, RUT 접근법으로 서비스의 격차를 식별하는 것은 어렵다.

사회 및 건강 상태 지표 접근법

프로그램이나 서비스의 요구사항은 보건, 사회, 그리고 인구 통계학적 지표에 의해서 확립될 수 있다. 위에서 설명한대로, RUT 방법에서의 정보는 지역 기관의 기록에서 비롯된다. 사회 지표를 확인하는데 사용하는 기록들은 국가와 지역 보건부서, 중요한 통계, 보험회사, 인구 조사 기록, 그리고 지역사회 및 또는 표적인구에 대한 유용한 기록을 보관하는 기타 공공기관의 기록들이다. 대부분의 자료들은 개인 기관의 자료 대신 정부주관의 보고서로부터 유래된다. 건강상태 및 사회지표를 생성하는 역학정보의 출처는 유용하며, 이 형식은 다음과 같은 정보를 포함한다.

- 점 분포도
- 지리 및 지형적인 사실
- 인구 통계 데이터
- 사회학 데이터
- 필수적인 통계
- 급성 질환의 발병률과 유행율
- 만성 질환, 그리고 생활습관으로 인해 야기되는 질병의 발병률 및 유행율
- 위험도(incidence) 및 발생(occurrence)
- 의료 서비스에 대한 접근성 및 이용
- 건강증진, 예방, 그리고 관리 실천 혹은 부족

역학정보의 모든 부분들은 다양한 지표와 보건 및 사회 서비스의 제공 수단과 연결되어야한다.

- 접근성
- 수용성
- 질
- 이용 가능성
- 비용
- 서비스의 연속성
- 서비스의 포괄성
- 능력

서비스의 요구사항에 대한 일반적인 추정은 역학 및 인구 통계학적 자료에 의해 확인할 수 있다. 서비스 제공자의 수준에 따른 데이터는 -예를 들어 인구 1,000명당 의사 수, 의사의 왕진, 지식수준, 건강증진 등- 전문가 협회(학회)나 주 및 연방 기관에서 얻을 수 있다. 기획자는 데이터에 맞는 정확한 추론을 해야 할 책임이 있으며, 서비스와 현지의 요구 격차를 충족시켜야 한다. 이 접근법의 단점은 데이터가 대규모 인구에서 일반화된 것이며, 그것이 지역의 요구사항과 같을 것이라고 예상하는 것이다. 이러한 방법과 접근법에서는 특정 요구와 특수한 프로그램이 고려되지 않는다. 게다가, 이 접근법은 지역사회 표적 인구의 특정 서비스에 대한 요구와 격차의 파악이 부족해 실패하게 된다.

서비스 인구 접근법

서비스 인구 접근 방식은 특정 표적인구에 초점을 맞추고, 마케팅 기법과 유사한 기법을 사용한다. 서비스와 요구사항, 그리고 문제들이 장애물로 식별된다. 전문지식이 많은 지도자와 주요 정보원에 대한 접근 방식은 조사 시행 시에 이 방식에 통합될 수 있다.

서비스 인구 접근 데이터를 수집하기 위한 세 가지 방법이 있다. 이 접근법은 서비스의 소비자를 대상으로 하는 접근법이다. 표준화된 질문이나 설문들이 개발되었다. 세 가지 방법은 다음과 같다.

1. 직접적인 대면 인터뷰
2. 우편을 통한 설문
3. 전화상의 인터뷰

이 방법은 고객의 실제적이고 현실적인 요구사항에 대한 통찰을 얻을 수 있다. 이 접근법을 사용하여 얻는 추가적인 장점은, 서비스에 대한 문제와 장벽이 식별된다는 것이다. 서비스 인구 접근법의 이점은, 표적 인구의 요구와 요구되는 변화를 잘 식별한다는 것이다. 또한, 이 접근법은 평가 과정에 포함된 사람들에 한해서만 포커스를 맞출 수 있게 해 준다. 기획자는 프로그램에 대한 요구사항과 서비스간의 격차에 대해, 그리고 프로젝트의 개발에 장애가 될 수 있는 것들을 예측하려 노력해야 한다. 기획자는 예상 수요, 서비스의 격차, 그리고 서비스에 대한 장벽에 대한 문의사항을 해결하기 위한 질문을 개발해야 한다.

집단 심층 면접법(Focus group)

집단 심층 면접법은 시장 조사에서 가장 많이 사용되어 진다. 평균적으로 10명에서 12명 사람들 −서비스 소비자 혹은 잠재적인 소비자− 에게 세션에 참여해 달라는 요청을 하고 있다. 3~15 종류의 서로 다른 포커스 그룹은 새로운 참가자가 생길 때마다 개최한다. 대여섯 개의 면밀하고 잘 개발된 질문들이 모든 세션에 사용된다. 각 세션은 영상으로 촬영된다. 기획자는 모든 포커스 그룹에 대한 작업이 완료되면 테이프를 검토하고 의견 격자를 만들고 그것을 통해 데이터베이스를 개발한다. 표면화된 의견, 동향, 문제, 우려사항은 데이터베이스가 되는 격자판에 표시된다. 좋은 협력자는 포커스 그룹을 진행하며, 그룹의 의견이나 생각을 유도하지 않는다. 참가자들은 원하는 의견을 자유롭게 제시해야 한다. 협력자는 과묵한 사람이 의견을 발표하는 동안에 거침없이 말하는 사람의 발언시간과 의견을 제한할 수 있다.

지역사회 진단 방법

건강증진이나 보건 교육 활동에 이 요구평가 접근법을 사용하면 가장 큰 이득을 볼 수 있다. PRECEDE−PROCEED 모델은 건강증진과 보건교육을 계획하기 위해 개발되었지만, 사회복지 서비스에도 적용시킬 수 있다. PRECEDE는 교육, 진단, 평가 활동에서 성향, 강화, 촉진을 의미한다. PROCEED는 자원 동원과 실행 및 평가 활동과 같은 PRECEDE 요구평가 활동을 지원하기 위해 정책, 단속(규제), 조직, 교육, 환경개발 등을 의미한다. PRECEDE는 건강 상태에 영향을 미치는 여러 요인을 설명하고 그런 요인들을 확인하는데 프로그램 및 서비스에 대한 개입을 위해 이 구조를 사용하여 그런 요인들을 확인한다. 평가기준은 PRECEDE 모형의 활동에 근거하여 개발할 수 있다. PRECEDE 모델을 사용하려면 연역적인 사고가 필요하다. 이 모델을 사용하려면, 하나의 단계부터 하나의 단계로 역방향으로 진행해야 한다. PRECEDE 모형은 그림 5.2에 나와 있다. PRECEDE 모델의 요인과 과정은 그림에서 요약형식의 구조로 표현된다.

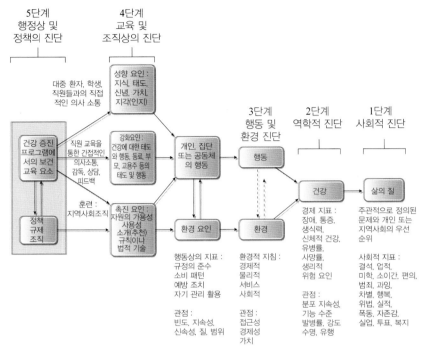

그림 5.2 요구평가와 건강증진프로그램에서 유용하게 사용되는 PRECEDE 모델
출처 : Green과 Kreuter, 1991.

설문조사 접근법

설문조사 접근법은 가장 널리 사용하기 때문에 가장 마지막에 따로 설명한다. 설
문조사 연구는 복잡하고 정교하게 만들어질 수도 있고, 프로젝트와 표적인구의 필요
를 다루기 위해 간단한 한 페이지의 설문형식으로도 만들어 질 수도 있다.

요구평가를 사용하기 이전에, 몇 가지의 기본적인 설문조사 문제들이 고려되어야
할 필요가 있다. 먼저, 좋은 설문지를 가지는 것이다.(그림 5.3 참조) 유용하고 효과
적인 질문 및 설문지의 개발에는 꽤 긴 시간이 필요하다. 질문은 반드시 간단하고 솔
직해야 한다. 설문지는 요구사항을 확인하는 방식으로 예의를 지켜 질문해야 한다.
질문의 문구가 가장 중요하고, 각각이 잘 수정되고, 잘 준비되고, 실제로 그것이 무
엇에 대해 질문하는 것인지가 명확한지 검토되어야 한다. 질문에 부정적인 표현을
중복해서 쓰지 말아야 한다.(실제 요구평가 설문지의 예시 : "그는 차가 없다? 네/
아니요", "근처에 버스가 없다? 네/아니요") 좋은 질문은 당신이 원하는 것 −알아야

하는 것- 을 간단하고 직접적인 방법으로 질문한다. 질문과 설문지는 요점에 맞게 짧게 써야 한다.

인구 표본 추출법 (Sampling the Population)

유효한 인구 표본 추출법은 필수적이다. 조사는 타당성을 가져야 하고 인정된 방법론을 사용해야 한다. 설문조사에 참여하는 사람의 수는 대상 인구의 필요를 정확하게 나타낼 수 있도록 유효하고 신뢰할 수 있는 결과를 산출할 수 있을 정도로 충분해야 한다. 설문 조사 참가자들 중 샘플의 크기는 가능한 한 클수록 좋다. 즉, 표본의 크기가 큰 것이 더 좋은 조사이다.

요구 평가 조사 예시

번호 _____

□ 1. 이름   _____
□ 2. 주소   _____
□ 3. 우편번호 _____
□ 4. 연령   _____
□ 5. 인종   □백인   □흑인   □히스패닉   □아시아   □북미원주민   □기타
□ 6. 결혼 여부
□ 7. 성별   _____

교통수단
□ 8. 운전을 합니까?   □예   □아니오
□ 9. 가장 자주 이용하는 교통수단의 종류는 무엇입니까?
□ 10. 근처에 버스가 다닙니까?   □예   □아니오
□ 11. 요금을 지불할 만큼의 돈이 있습니까?   □예   □아니오
□ 12. 교통수단을 선택하는 데에 있어서 제한을 받습니까?   □예   □아니오
경제상황
□ 13. 지금 현재 연봉을 받으며 일을 하고 있습니까?   □예   □아니오
□ 14. 직업이 있습니까?   □파트타임   □정규시간
□ 15. 소득 범위는 어느 정도입니까?
　　　 □ $5,000 이하
　　　 □ $5,000 ~ $20,000
　　　 □ $10,000 ~ 20,000
　　　 □ $20,000 ~ 30,000
　　　 □ $30,000 ~ 40,000
　　　 □ $40,000 ~ 50,000
　　　 □ $50,000 ~ 60,000
　　　 □ $60,000 ~ 75,000
　　　 □ $75,000 이상

그림 5.3 요구평가 형식의 첫 번째 페이지 샘플

설문지 회수

설문조사 연구에서 중요한 문제점은 완료된 설문의 회수이다. 그러므로 조사자는 설문지를 회수하는 시스템을 확립해야 한다. 데이터 수집 시스템은 설문지 회수로 조직화 될 수 있다. 인터뷰와 가정 방문 같은 일부 접근법은 샘플의 크기와 설문지 회수 문제를 해결하는데 적합하다. 설문지의 회수를 위해 그들을 개인적으로 만나거나, 신뢰할 수 있는 사업장의 도움을 받거나, 우송시스템 구축 등의 일련의 시스템을 구축할 필요가 있다.

데이터를 수집하는 다섯 가지 접근법

요구평가 데이터를 수집하기 위한 다섯 가지 방법이 제시된다. 이 방식은 면접관의 부담을 최소한으로 유지하면서도 데이터 회수 과정에 부당함이 없다. 조사 과정은 획득한 데이터를 보장하고, 설문의 회수와 발송이 용이한 방법으로 이루어져야 한다. 설문조사연구의 가장 큰 두 가지 문제는 1) 대상/응답자의 참여를 유도하는 것과 2) 데이터를 회수하는 것이다.

1. *개인면담*은 설문조사 양식이나 설문지를 이용한 방법이다. 설문장소는 잠재적인 응답자의 집이나 사업장, 경로당, 또는 쇼핑몰 등에서 이루어진다.

2. *설문지 이용: 설문지를 전달하고* 그것을 정해진 시간과 날짜에 가져와 회수하는 방식이다. 이 방법은 응답자의 속도와 편의에 따라 설문지를 작성할 수 있기 때문에, 응답자의 부담을 덜어줄 수 있다. 응답자에게 회수 시간을 분명히 통보해서 설문지를 작성하고 기다리도록 요청해야 한다. 이것은 주택단지사업, 노인 고층 아파트, 사업장에서의 건강 증진 프로그램에서 가장 유의하게 작용한다.

3. *우편 설문조사 방식*은 미리 정해진 개인 목록들에게 우송하는 방식이다. 메일링 리스트는 대상인구 및 또는 프로그램의 잠재적인 대상을 나타내기 위해 수집된다. 예를 들어, 우편물 수신자 리스트는 노인 고층 아파트 단지, 노인 주택 프로젝트, 경로당, 고령화 지역 사무소, 미국 은퇴자 협회(AARP) 등에서 얻어질 수 있다.

4. *전화 설문 조사*는 데이터 수집의 정확성과 일관성을 보장하는 전화 면담의 방

식을 사용한다. 이름과 전화번호의 수집은 우편 설문 방식에서 언급한 것들과 비슷한 출처로부터 얻을 수 있다.

5. **신문 또는 잡지 설문조사**는 신문이나 지역 잡지에 우표가 붙어있는 우편 양식으로 단기 또는 약식 설문지를 함께 실을 수 있다. 우표와 주소가 포함된 간단한 양식의 접이식 설문지는 대개 응답자가 쉽게 그것을 떼어내고, 완성하고, 접어서, 우편발송을 할 수 있도록 한다.

표본 선정

표본 선정은 중요하다. 표본추출은 기본적인 조사기술과 활동이며, 계획자에게 사용하고 하는 많은 종류의 요구 조사와 기대되는 많은 종류의 결과를 고려하도록 요구한다. 표본추출에 대한 일반적인 실증적 연구 접근이 필요한 평가에 유용하다. 그러나 더 복잡한 표본추출 접근법은 요구평가에 적합하지 않을 수도 있다. 표본추출은 실제 필요를 보여주며, 표본의 크기는 계획된 서비스 또는 프로그램 표적인구의 대표가 될 수 있을 만큼 커야 한다. 표본추출이 필요한 이유는 요구에 대한 실제 그림을 보여주고, 분석할 수 있는 믿을만한 데이터를 얻을 수 있기 때문이다. 표본추출을 사용하는 이유의 대부분은 전체 인구를 대상으로 필요성을 예측하는 것에 비해 비용과 노력을 절감할 수 있기 때문이다.

표본의 크기

표본의 크기에 대한 대략적인 법칙은 현실적으로 가능한 한 큰 규모의 표본을 사용하는 것이다. 통계 곡선에서는 표본의 크기가 작을수록 예상에 큰 오류가 발생하는 것을 보여주었고, 표본의 크기가 큰 것에서 작은 오류가 발생하는 것을 보여주었다. 예산과 예측에 대한 신뢰도 역시 표본의 크기를 결정하는 요인이다. 일반적으로 수 백 명을 목표로 하는 설문이 도움이 될 것이다.

필요성 평가에 유용할 수 있는 샘플링 방식 중 몇 가지는 다음과 같다:

편의 표본 – 이런 표본추출 방식은 표본의 크기가 크고, 서비스를 받을 가능성이 있는 집단을 포함할 때 효과가 있다. 일반화는 대규모의 인구집단에서 도출된 조사 결과에 적용된다. 비록 편의표본이 가장 흔하게 사용되는 접근법들 중 하나일지라도 많은 편견을 가지고 있고 종종 행동과학 연구자들에 의해 비판받는다.

잠재적 수취인의 무작위 표본 – 이 접근법은 표본이 꽤 크거나 선택과정이 정확히 무작위로 처리된 경우 유효하다. 예를 들자면, 명부를 나누고 큰 곳에서 정해진 비율을 선발하는 것; 표적 집단 또는 관할 지역 내의 모든 노인들을 컴퓨터로 인쇄한 것에서 매 5번째의 사람을 선택하는 것; 기타 등등이 있다.

무작위는 두 가지 관점을 가진다. 한 가지는 무작위 선택이고 다른 것은 무작위 배치이다. 무작위 배치는 조사 형식을 기입하는 그룹 내에서 각각의 사람들이 동등한 기회를 갖도록 그룹에 사람들을 배치하는 것이다. 무작위 선택은 표적인구에서의 대상으로 참여하게 될 개인을 선택하는 것이다. 무작위 선택은 종종 무작위 배치보다 요구평가에서 더 자주 사용된다.

다른 사안은 인구를 일반화시키는 것 또는 인구전체를 일반화시키는 것이다. 요구평가에서의 추세는 인구를 일반화시키는 것이다. 프로그램 계획자는 일반화할 때 표적집단 내부 하위집단의 욕구가 충족되지 않을 위험이 있다는 것을 알고 있어야 할 필요가 있다. 이것은 심지어 무작위 표본을 사용할 때에도 해당한다. 전체 인구를 일반화시키기 위해 계획자들은 부분 모집단의 특별한 흥미를 고려하지 않아야 할지도, 해야 할지도 모른다. 한 가지 예로는 식사배달 프로그램에서 노인들의 음식 선호를 평가하는 것이다. 무작위 표본은 어느 정도의 일반적인 음식들은 우선시되어진다는 것을 보여준다. 인구는 더 연구되어졌고 관할지역에 사는 히스패닉계의 주요 소집단이 발견되었다. 그러나 그들은 표본 추출 과정 내에서 제대로 대표되어지지 않았으며, 전통적인 멕시칸 음식을 더욱 선호하고 그것을 받지 않을 수도 있다.

자의선택/지원자 참가 – 이 표본 추출의 접근법에서, 설문조사는 양로원에서 형식을 채우는 것을 기꺼이 할 노인들에게 주어지는 것으로, 다소 편의에 의한 표본이다. 일반적인 규칙으로 이 표본 추출 접근법은 다른 형식보다는 더욱 편견을 가진다. 연구는 연구형식을 채운 다른 사람들보다는 참여한 사람들의 특정한 유형을 보여준다. 조사형식을 기꺼이 채운 사람들의 유형의 특징들은 대개 다음과 같다: 더 교육받았고, 직업직위가 상위에 있고, 인정받고자 하는 강한 욕구가 있으며, IQ가 높고, 낮은 권위주의를 가진다.

전면 조사 – 이 접근법은 서비스 또는 프로그램의 모든 가능한 수령자들은 인터뷰하는 것을 시도한다. 전면 조사는 완수하는 것이 거의 불가능하다. 과거에 연방정부의 후원 하에 있던 몇몇 요구평가 프로그램들은 75퍼센트에서 80퍼센트의 자치주의 모든 노인들에 대한 요구평가가 완성되어 졌다. 이 접근법은 필요를 예측함에 있어서 더 큰 크기의 표본을 가질수록, 더 적은 오류를 가진다는 개념을 지지한다. 이것은 매우 고가이며, 그러므로 자주 사용되지는 않는다.

층화 추출 표본 – 이 접근법은 표적 집단을 둘 또는 더 많은 부분으로 나누고 각각을 다른 비율로 표본 추출하는 것을 포함한다. 이 과정은 대부분 몇몇 인구학 특징 또는 집단을 계층 또는 부분으로 나누기 위한 다른 변수들에 기초한다. 무작위 표본 추출법이 사용된다.

집락 표본 – 표본을 선택하기 위한 이 접근법은 그 표적 집단이 넓은 지리적 지역으로 퍼지거나 또는 분리된 지역에 있거나 분산되어 있으면 사용된다. 이것은 우편조사에서 더 유용하며, 인터뷰나 전화 접근법에서는 덜 유용하다. 만일 인터뷰 하기에 이동시간과 비용이 높게 든다면, 집락 표본 추출법은 경제적일 것이다. 무작위 표본 추출이 사용된다. 큰 크기의 표본은 재정 지원을 필요로 한다. 만일 재정 지원이 없다면, 집단 표본을 사용하지 말아라.

할당 표본 – 층화 추출 표본이 가능할 때, 이 접근법은 유용할 수 있다. 만일 인터뷰 접근법이 사용되었다면 할당표본은 좋은 방법이 될 수 있다. 무작위 표본 추출이 사용되어져야 한다. 인터뷰 진행자들에게는 각각의 부분 또는 집단으로부터 얼마간의 주어진 인터뷰의 할당량이 할당된다.

표본 성향을 고려하고 방지하는 것이 중요하다. 많은 유형의 성향이 있다. 가시성 성향– 인식 가능하고 손에 있는 유일한 것들은 포함되었고 쉽게 식별할 수 없는 것들은 제외된다. 순서 성향– 사람들은 알파벳순의 순서, 번호순의 순서, 또는 다른 순차적 정리의 방법들을 선택한다. 이 성향은 처음에 있는 사람들을 너무 자주 사용되고, 마지막 사람들(이름들)은 드물게 뽑게 된다. 접근성 성향은 현장 연구자들이 표본을 선택하는 것을 허용 받을 때 종종 발생한다. 그들은 대개 쉽게 도달할 수 있는 사람들을 선택하는 경향이 있다. 집단 성향은 집단이 너무 가까이 명시되었을 때 발생하는데, 서로 근처에 사는 사람들은 정보를 공유하고 소통하기 때문이다. 관련성 성향은 인터뷰할 때 (공통점이 있어) 끌리는 사람을 선택하려는 성향을 말한다. (표 5.1 참조)

표 5.1 고려해야할 표본 선정의 쟁점

---

1. 표적 집단의 더 뚜렷하고 더 모호한 부분의 표본 조사를 확실히 한다.

2. 표본 추출은 다른 지역이나 그룹들보다 몇몇 그룹 또는 지역에서만 표본 조사가 진행되면 안 되기 때문에 체계적인 순서 내에서 실시되어야 한다.

3. 통제와 장려는 동등한 기회를 가지고 선택된 모든 응답자들을 보장하기 위해 사용되어야만 한다.

4. 만일 표적 집단이 모였다면, 집단 내에서 뿐 아니라 그들 사이에서도 같은 표본 추출을 해야만 한다.

5. 만일 조사관들이 그들 자신의 표본과 응답자들을 선택할 수 있다면, 인사과와 같이 끌리는 친밀성을 조절하는 방법이 반드시 준비되어 있어야 한다.

6. 만일 응답자들이 자가 선택을 한다면, 그들은 조사된 다른 이들과의 상호작용으로부터 제외되어야 한다.

7. 성향은 감소되고 통제되어야만 한다. 응답자들이 다른 사람들보다 응답하는 것을 더 좋아하는가 아니면 확실하게 응답하는가? 어떻게 이것을 통제할 수 있는가?

출처 : adapted from alreck and settle, the survey research handbook.

내부의 그리고 외부의 필요 사전 평가

강점, 약점, 기회 그리고 위협(SWOT)

SWOT 분석이라고 불리는 이 기법은 내부요인들(강점, 약점)과 외부요인(기회와 위협)을 보여준다. 실제로 전략상 중요한 계획의 한 부분으로 사용되는 SWOT 분석은 한 조직 내에서 필요를 알아내기에 유용할 수 있다.

방법과 과정

6명에서 10명의 개인의 무리는 칠판, 화이트보드, 또는 큰 종이 패드, 그리고 브레인스토밍 회의를 지휘하는 조력자와 함께 방안에 모여진다. 모든 사람들의 논평이 가능하고 모든 논평은 그들이 말하는 것으로 칠판 위에 쓰여 진다. 조력자는 이 과정을 네 가지 요인들에 사용한다. 강점, 약점, 기회 그리고 위협이다. 그런 다음 대개 조력자인 한 사람이 칠판으로부터의 모든 응답을 옮겨 적고 비슷한 항목들을 결합한 리스트에 있는 단어들을 통합한다. 그리고 그 목록은 관리 팀이 가져가서 회의에 이용하고, 채워져야 할 필요가 있는 요구들에 대해 논의한다. 가장 중요한 항목들은 약점과 위협들에 영향을 받는 것들이고, 그 이유는 이것들이 욕구를 보여주는 부분이기 때문이다. SWOT 분석은 간부단체들로부터 감독관 위원회에 이르기까지, 중간급 관리자들부터 노동자 계열에 이르기까지 다양한 수준에서 시행된다. 또한 환자 혹은 단체로부터의 개인은 SWOT 분석에 포함될 수 있다.

강점은 건강 서비스 조직의 내부 작용을 알아낼 때 사용한다. 조직의 관리 팀 통제 하에서 문제를 포함한 강점이 고려하고 있는 것은: 경쟁자들을 우월하는 이점으로 이끌지 모르는 조직 내의 어떤 것 혹은 어떤 서비스; 조직의 환자 또는 고객들을 이익으로 이끌기 위해 높이고 강화할 수 있는 어떤 내부의 서비스이다.

약점 또한 건강 서비스 조직의 내부 작용을 알아낼 때 사용된다. 관리 팀의 통제 하에 있는 이 약점의 문제들은 고려되어 지고 브레인스토밍 되어 진다. 경쟁자들과 관련된 약점을 야기할지도 모르는 어떠한 문제 또는 기능 혹은 서비스의 결여는 반드시 고려되고 개발되어져야만 한다.

내부의 작용을 알아내기 위해 기회들, 문제들, 그리고 외부요소들은 이사회에서 브레인스토밍 된다. 외부의 환경에서 어떤 것이 포함되는지가 고려되는 것은 조직이 그들의 목표에 다가갈 수 있도록 도울 수도 있다. 관심사는 건강 서비스 산업에 영향을 미칠 수 있는 주요한 영향력에 초점을 맞춘다. 이것은 서비스 사업이 잘 작동하는지 검토하고 서비스 사업을 향상시키기 위해 할 수 있는 것을 찾거나 혹은 새로운 시장 또는 관할지역에 접근하도록 하는 기회가 된다.

위협은, 위원회에서 브레인스토밍을 할 때, 서비스에서의 잠재적인 차이를 확인하는 것을 도울 수 있고, 통찰력을 개발하는 새로운 서비스에서 얻을 수 있게 한다. 집단은 주로 외부환경의 비판적인 상황에 대해 위원회에서 브레인스토밍 한다. 그 집단은 시민에게 도달하는 건강서비스 조직을 막을지 모르는 요소들 또는 문제들을 확인하는 것을 도와준다. 이것은 또한 경쟁자들이 무엇을 하고 그들의 잠재력이 새로이 경쟁하는 서비스 개발에서 무엇인지 검토할 기회를 준다.

훈련 – 요구평가의 중요한 부분

요구평가 과정의 훈련 측면은 적게 작성되었다. 그러나 요구평가를 하는 그리고 설문지를 채우는 것에 관련한 전문적인 사람을 훈련하는 중요성을 조사 연구에서 누구나 경험한다. 훈련은 다음의 것을 포함해야 한다:

- 연구의 목표와 목적
- 연구 이면에 철학과 관련된 문제와 기초적인 생각
- 요구평가를 어떤 결과를 찾아내기 위해 사용할 것인지
- 어떻게 질문들을 발표할지
- 확인되고 기록되기 위한 비공식적 관찰
- 어떻게 인터뷰를 할지
- 계산상, 관리상의 문제와 관심사
- 시간표와 관리상의 제약
- 표본 추출의 문제
- 유효하고 믿을 수 있고 정직한 자료 수집 과정
- 인터뷰 연습과 역할극

각각의 프로젝트와 요구평가 시도는 특별하고 분리된 주제, 관심사, 그리고 전문적인 훈련의 필요성을 제시한다. 훈련은 각각의 프로젝트에 적용되어야만 한다. 훈련을 위해 같은 시간에 모든 조사자들을 모으는 것이 가장 효율적이다. 교실 환경과 같은 적절한 교육환경은 그런 훈련을 위해 사용되어야 한다. 교육 과정의 중요한 부분은 인터뷰 연습과 역할극이다.

조사자들은 질문지와 주제가 관련되어 있는 것과 연구/요구평가의 이면을 알아야만 한다. 역할극 과정은 설문자들이 설문지를 숙지하는 것과 어떤 잠재적인 질문과 문제들에서 필수적이다. 역할극 과정은 문제를 풀거나 현장에서 하기 어려운 질문에 답하고자 할 때 유용하다.

학습 확인 질문

□ 요구평가 연구 활동을 위해 훈련이 고려되거나 계획되고 있는가?

자료의 평가와 결과의 제시

비록 요구평가 과정이 설문연구의 한 형식일지라도, 몇몇 경우에 자료를 평가하는 것은 자료의 분석을 위한 추리 통계를 강하게 신뢰하는 공식적인 과학적 연구 방식 만큼 복잡할 필요는 없다. 요구평가 분석에 항상 필요조건을 갖는 것은 아니다; 그 것들은 요구를 알아내는 것을 의미한다. 개연성과 기회의 수준은 그것들이 실증적이고 형식적인 과학적 연구인 것만큼 요구평가에서 중요하지는 않다.

요구평가 과정은 학구적인 활동이 아닌 필요지역을 확인하는 관리 혹은 계획도구이다. 그러므로 중점은 발견 중요성이 아니라 통계를 통한 발견이다. 결과는 개인의 욕구에 집중해야만 한다. 비율과 통계는 중요한 쟁점이 아니다; 위험의 양과 개인이 서비스의 결여 때문에 또는 건강과 사회적 서비스들에 접근하는 것이 불가능함으로 써 직면하는 위험들이 주요 쟁점이다.

자료가 한 번 분석되었다면, 이것은 쉽게 이해했을 수 있는 방식을 계획했어야 하고 의미가 부여되었어야 한다. 격자판, 테이블, 그리고 차트는 기본 기술방식이다.

결과 제시에서의 기술 통계

자료관찰의 네 가지 유형을 따르는 것은 기술 통계에서 기본이다.

1. **명목척도** – 이것들은 숫자(수와 관련된) 감각에서 순서 없이 가지는 자료의 범주이다. 명목 척도의 예를 들면: 성, 종교, 태생, 나이 등이다. 만일 이 항목 들이 숫자화 되었다면, 그 숫자들은 데이터 집합의 몇몇 종류에서 전환되지 않 는 한 단지 명찰일 뿐이다.

2. **서열척도** – 이 유형은 범주 사이에서 순서를 제공한다. 전통적인 리커트 척도 (Likert Scale) 또는 범위 유형 척도는 순서척도에서 가장 흔하게 사용하는 것이 다. 표 5.2는 전형적인 5점 척도의 예이다. 이 서열척도에서 사용하는 측정법의 주제 또는 항목은 연구의 필요성에 의해 결정되어 진다. 예시에서 사용되어지 는 (만족을 묘사하는)용어는 요구평가 상황에서 측정이 필요하지 않다. 아래 예 는 질문지를 위해 질문을 쓸 때 종종 사용되는 전형적인 리커트 척도를 보여주 는 것이다.

표 5.2 순서척도의 사용을 보여주는 5단계 리커트척도(Likert Scale)

질문:식사배달서비스 프로그램에서 배달 받는 음식의 질에 당신은 얼마나 만족 하는가?

1	2	3	4	5
높은 불만족	불만족	평균	만족	높은 만족

3. **간격척도** – 이 척도는 숫자로 나타낸 눈금이고 항목, 범주, 또는 측정의 구성
   단위 사이의 간격을 가진다. 간격척도는 0점이 없다. 종형 곡선의 일반적인 분
   배에서 보여지는 IQ측정은 0점을 가지지 않았기 때문에 이 척도의 예이다. 100
   은 종형곡선에서 보통 또는 평균 IQ를 대표하는 중간 지점이다.

4. **비율척도** – 이것은 구간척도와 같지만 0점을 가진다. 이것은 눈금의 점 사이에
   같은 거리에 의존한다. 50은 100의 양의 반이고 15는 30의 양의 반 등이다.

학습 확인 질문

☐ 계획자로서, 당신은 최고의 요구평가 접근법을 생각하고 질문지를 고려해 보았는
가?

☐ 서로 다른 종류의 데이터를 생산하는 척도를 고려하거나 검토하였는가?

☐ 선택된 서비스 또는 프로그램 계획을 위해 필요하거나 필요로 했던 정보와 적절한
자료를 생산할 자료 척도는 선택되었는가?

자료를 나타내기 위한 표 사용

처음의 표는 자료를 나타내기 위한 최선의 방법이다. 표는 "표로 나타낸 자료의
제시"로 불린다. 계획자들은 점수의 빈도를 보여주는 표를 구성해야 한다. 점수, 숫
자 또는 숫자의 빈도는 표 형식에서 나타나고 "빈도 표" 혹은 "도수분포표"라고 불린
다. 빈도 표의 예는 표 5.3과 5.4에서 보여진다.

표 5.3 간격/비율 척도를 보여주는 빈도 표

나이든 참가자들의 나이 그룹- 도수 분포	
범주: 나이 그룹	빈도
55에서 60	45
61에서 65	56
66에서 70	65
71에서 75	34
76에서 80	32
81 이상	22

그래프에 의한 보고

도표에 의한 보고 6가지 기본 유형은 요구평가 자료의 그림을 이용한 보고를 만드는 것에 흔하게 사용된다. 컴퓨터 프로그램에 의해 흔하게 생산되는 도표에 의한 보고의 6가지 유형은: 면적, 막대, 기둥, 선, 파이 그래프, 그리고 분산도이다. 이것들의 예는 그림 5.4에서 5.9에 보여진다. 이 그래프들과 차트들은 컴퓨터에 의해 생성된다.

컴퓨터 소프트웨어 프로그램에 의존해서, 차트와 그래프들은 다른 모양과 방식의 다양성에 관여할 수 있다. 전통적인 기술 통계는 대개 컴퓨터 생성 차트들과 같이 어느 정도 형식 내에서 나타낸다. 차트와 그래프들의 세 가지 추가적인 표현은 표 5.10에서 5.12에 보여진다. 이 차트들은 위에 언급했던 척도들의 네 가지 유형을 대표한다. 막대 차트는 수직형태로도(컴퓨터 생성 차트에서 기둥(column)이라 불림) 제시된다.

표 5.4 순서 척도를 보여주는 빈도 표

배달 음식 프로그램의 만족-도수 분포	
범주	빈도
매우 불만족	5
불만족	8
평균	55
만족	79
매우 만족	49

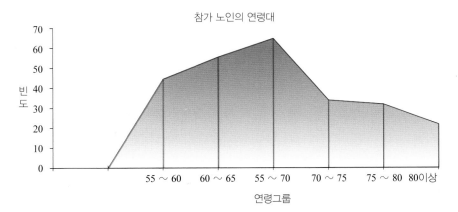

그림 5.4 영역 그래프

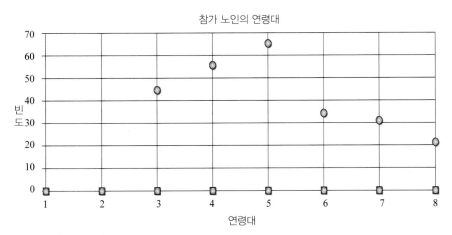

그림 5.5 산포도 그래프

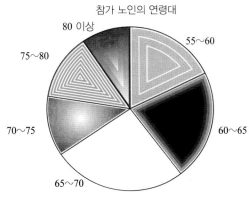

그림 5.6 파이 차트

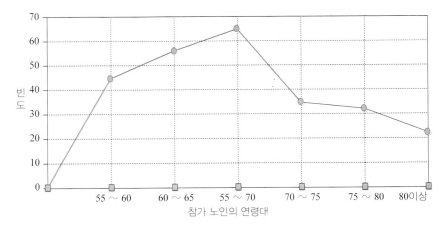

그림 5.7 꺽은선 그래프

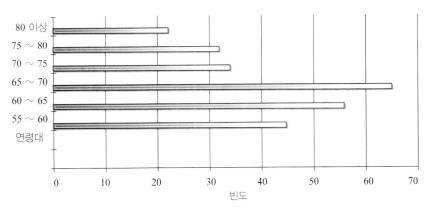

그림 5.8 막대 그래프

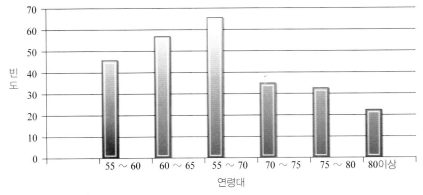

그림 5.9 기둥 그래프

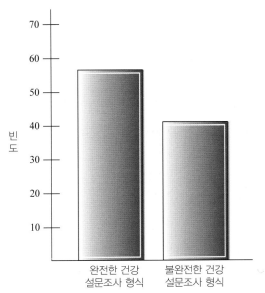

그림 5.10 숫자 데이터를 막대 그래프로 나타낸 예시

　막대 차트의 구성에서 두 가지 요인이 필수적이다. 첫째는, 각각의 막대 폭은 같아야만 한다. 만일 각각의 막대가 같은 너비가 아니라면, 다른 너비는 제시한 자료가 다르다는 시각을 줄 것이다. —즉, 넓은 막대는 큰 수를 의미하고 좁은 막대는 숫자의 부족 또는 크기가 작다고 여겨질 것이다. 막대의 높이는 자료에서 시각적으로 다름을 나타내기 위해 변화를 주어야만 한다.(그림 5.10 참조) 두 번째, 막대 사이의 공간은 각각의 막대마다 같아야 하고, 일관된 공간이어야 하며, 시각적으로 좋은 비교를 얻을 수 있도록 충분히 가까워야 하고, 넓은 거리로 떨어져 있어서는 안 된다.

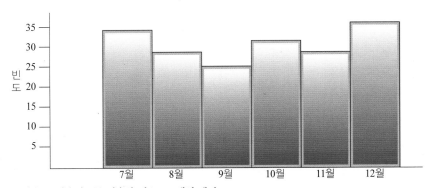

그림 5.11 비율척도를 이용한 히스토그램의 예시

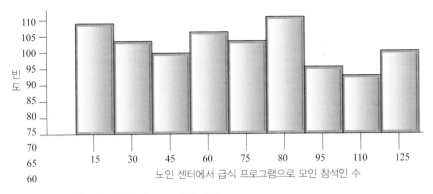

그림 5.12 간격척도를 이용한 히스토그램의 예시

간격과 비율 척도 자료는 막대 그래프와 유사한 방식을 나타내지만, 사용한 자료 때문에 다르다. 간격과 비율 척도의 제시는 막대 그래프를 통한 것이다. 바닥 선(X축 또는 가로축)은 라벨보다 자료의 숫자들을 사용한다. 빈도는 Y축에 나타낸다. 그림 5.11은 막대 그래프에서 사용하는 구간척도 자료의 예를 나타내며, 그림 5.12는 막대그래프에서의 비율 척도를 나타낸다.

그림 5.11에서 보여진 막대 그래프는 간격척도 자료의 막대 그래프이다. 같은 숫자들 사이 각각의 간격은 중요하다. 만일 1/2인치 너비의 막대(간격) 하나에 사용한다면, 모든 간격들 그리고 막대들은 전체 차트가 1/2 너비를 따라야만 한다. 정확하게 같은 자료 또한 "도수분포다각형"이라 불리는 선 그래프 유형 차트에서 나타낼 수 있다. 도수분포다각형은 막대 그래프에서 정확하게 같은 정보를 나타내지만 막대 대신에 선을 사용하고 다르게 그림을 넣는다. 그림 5.13은 막대 그래프에서 덮어씌운 막대 그래프가 보여주는 두 가지가 계수적으로 같은 것에 덮어씌운 도수분포다각형이고 오직 그림을 넣는 것만 다르다. 덧붙여, 막대 그래프(간격척도)로 같은 자료를 사용하는 도수분포다각형은 그림 5.14에서 보여진다.

기술 통계학

최저한도로 계획자는 요구평가의 기본적인 결과물들을 기본적인 기술통계학 형식을 이용하여 요구평가 보고서로 나타내야 한다. 기술 통계학을 위한 표 또한 보여져야만 한다. 주된 기술 통계학은 중심되는 경향을 포함해야 한다; 최빈수, 중앙값, 평균

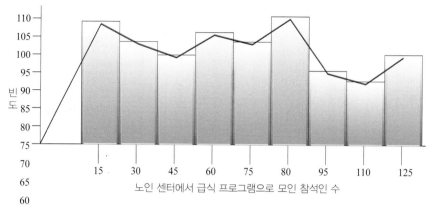

그림 5.13 도수분포다각형(세로 그래프) 히스토그램 위에 두 종류의 차트를 간격척도를 사용해 공통성을 보여주는 예시

최빈수(mode)는 가장 종종 발생하는 수이다; 중앙값(median)은 반에서 숫자를 정확하게 분배해 나눈 중간 수이다; 그리고 평균(mean)은 산술 평균이다. 다른 유용한 기술 통계학은 범위, 변동, 그리고 표준 편차를 포함한다.

백분율(percentages)은 정확하게 했는지 나타내기 위한 유용한 기술 통계학이다. 비율은 자료의 명확한 그림을 제공할 수 있거나 부정확하게 나타내면, 오해를 일으킬 수 있다. 백분율은 항상 그것들이 차지하는 것으로부터의 총 숫자와 비교할 수 있다. 예를 들어, 감기 면역 프로그램에서 얼마나 많은 참여가 있었는지 보여주기 위해, 계획자들은 참여자의 88퍼센트가 면역화되었다고 말할 수 있다. 이 비율은 의미가 없다. 그 자료가 10명의 88퍼센트인가 1,200명 시민의 88퍼센트인가?

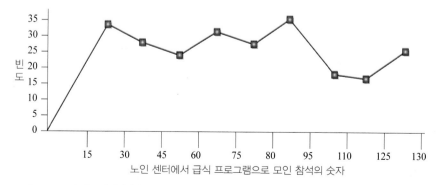

그림 5.14 도수분포다각형(세로 그래프)과 간격척도 사용의 예시

장벽은 편견, 사회경제적 지위, 자신감, 신분격차, 이 모든 접근이 제한된 것을 말한다.

문화적 신념, 종교, 민속학, 개인의 건강과 의료시행, 조직화된 서비스 전달 시스템, 사회 서비스와 지역보건을 통합하려는 노력에 헌신할 수 있어야 한다.

재정의 부족, 제한된 자금에서의 우선순위 필요성, 특정 의료 또는 사회적 서비스를 받을 수 있는 것에 대한 무능, 보험의 부족, 그리고 심지어 자신의 무능력 상태를 인식하지 못하는 것은 서비스를 획득하는 능력과 관련이 된다. 이러한 모든 것들이 적절한 건강 또는 사회적 서비스를 얻기 위한 주요한 경제 장애물들이다.

위에서 언급된 서비스에 대한 장벽을 고려하면, 설계자가 대상 인구가 지닐 수 있는 잠재적인 장벽을 평가해야 한다. 요구평가의 접근성이 개발될 때, 계획된 서비스의 장애들은 방법론 설문지, 인터뷰, 기타 같은 종류의 것들이 예상되고 포함되어야 한다.

우선순위 선정에 영향을 미치는 요인

집수지역 안의 사람들이 보건과 사회적 서비스 문제에 어떻게 느끼는지는 계획과정에 있어 매우 중요하며 고려되어야 한다. 최고인 것과 필요한 서비스에 관하여 특별한 흥미와 의견들의 집합체들은 집수지역인 사람들에 의하여 표현되어져야 한다. 요구평가로부터의 통계적 결과의 사용은 특정 인구의 욕구를 결정하는데 있어서의 과정이다. 사람들의 가치와 태도는 결국에 중요하다. 만일 서비스의 잠재적 수령자들은 새로운 개발 프로그램을 지원하지 않는다면, 비록 필요성이 존재한다 해도 시간, 노력, 서비스 개발에 소비되는 자본을 낭비하게 된다. 만일 잠재적 수령인이 부정적 태도의 서비스를 개발하거나, 또는 부정적 태도의 서비스에 관한 조직 자금 제공 후원을 발전시킨다면, 그것을 위한 서비스와 후원의 사용이 결핍될 것이다.

설계자는 요구 평가의 통계적 결과를 나타내기 위하여 의견일치를 성취하여야 한다. 지역사회 내에서 사람들의 필요성을 감지하는 것은 무엇일까? 잘 개발된 요구평가는 통계적이고 필요성의 쟁점을 충족시켜야 한다. 이들은 연구 결과의 프레젠테이션과 우선순위 설정이 함께 이루어져야 한다.

우선순위 결정은 가치를 부과하고 잠재적 수령인들의 기대로 요구 평가에 대한 결과를 찾는 과정이다. 설계자와 전문적인 프로그램 개발자는 그 핵심을 달성하는 책임을 가진다. 요구 평가는 대상 인구 사람의 의견을 이용하기 때문에, 요구 평가의 결과는 사회의 가치와 기대를 표현한다.

　정부기관 내 또는 정부하의 계약에 의한 사용으로서 우선순위의 설정은 지역사회에서 이용가능 한 자본형식에 의해 부과될 것이다. 자본, 규제, 그리고 정부 자본 프로젝트에 첨부되어진 지침서는 개발되어야 할 프로그램의 유형과 그들이 반드시 가야할 방향들을 결정해준다. 요구 평가는 수행되어 진다. 요구 평가는 계약이나 보조금에 의해 명시된 제약 조건 내에서 시행되고 있다. 만일 요구 평가가 계약이나 보조금에 의해 요구되어 진다면, 책에서 제시한 요구 평가의 기본적인 원칙은 가치와 유용이다. 우선순위 설정의 제한점은 아마 요구 평가를 활동을 위한 지침서와 자본이용에 의해 결정되어진다는 점이다. 만일 요구평가가 그것의 총체적인 수행과 목표를 지원하지 않는다면 병원, 의학센터, 보건관련부서, 사회적 서비스 기관 또는 다른 기관에서 만들어진 우선순위들은 요구 평가의 결과보다 더 중요하다.

　몇 가지 기업들은 프로그램 개발을 위하여 우선순위 설정에 관심을 가진다: 수령인/환자, 후원 조직, 자금 기관, 전문적인 보건 관리 또는 서비스 공급자, 그리고 큰 지역사회. 확립된 지분은 모든 당사자로부터 최소화해야 한다.

　자본의 이용가능성 또는 자본을 만들거나 끌어들이는 능력은 프로그램 개발과 계획된 프로젝트의 최종적인 결정 요소이다. 많은 보건과 사회적 요구가 존재하지만 그들에게 수중에 지원할 돈이 없거나 자본이 없다면 프로그램들은 개발되는 것에 있어서 제한된 가능성을 가진다. 프로그램 개발 돈은 제한되어 있고 부족하기 때문에, 우선순위 설정은 매우 중요한 과정이다. 영향을 받을 수 있는 요구와 지역이 가장 먼저 참석해야 한다. 거의 중요하지 않은 요구는 자원이 최후에 그들의 요구를 충족시킬 수 있을 만큼 충분히 있을 때 처리할 수 있다. 그러므로 우선순위 설정은 프로그램 개발에 있어 필수적이다. - 가장 큰 요구를 첫 번째로 관리하기 위한 직접적인 노력이다.

우선순의 설정: 기존의 자원, 서비스, 그리고 서비스의 차이를 비교

우선순위를 설정하는데 있어 첫 번째 단계는 요구 평가의 결과를 분석하는 것이다. 설계자가 제공해야 하는 최소한의 데이터 분석은 5장에 제시한 것처럼 기술통계, 테이블, 차트, 그리고 그래프 범위를 완성시키는 것이다. 백분율, 비율, 중앙값, 그리고 다른 관련된 데이터로부터 설계자는 요구 평가 프로세스에서 발견되지 않은 요구를 결정할 수 있다.

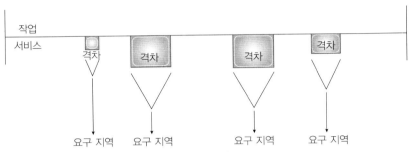

그림 6.1 서비스의 격차에서 확인된 요구 평가의 결과

다음 단계는 존재하는 지역사회 또는 급수지역 내에서 이용가능한 모든 서비스와 프로그램을 완벽히 찾는 것이다. 설계자는 수요가 발생하는 지역을 빨리 결정해야 한다. 그리고 수요가 발생하는 지역 내에서 운영되고 있는 기존의 서비스를 다시 봄으로써 새롭게 발견된 요구가 이미 지역사회 내에서 충족되어 있는지 아닌지를 결정할 수 있다.(그림 6.1 참조)

요구 지역을 결정하는 것은 상대적으로 간단하고 쉬운 과정이다. 요구 평가와 지역사회 서비스의 평가와 자원의 결과로부터 격차와 요구가 쉽게 찾아지게 된다. 어려움은 서비스의 격차가 무엇인지 알아내는 것이 아니라 어떤 격차와 요구가 가장 중요한가 그리고 어떤 것이 가장 큰 요구를 갖는지를 결정하는 것이다. 자본, 시간, 노력, 자원을 놓을 요구되는 서비스를 결정하는 것은 난제이다. 우선순위화 하는 것은 설계자에게 필수적이고 핵심적인 활동이다.

우선순위화 하는 것은 의사결정 과정이다. 두 단계 과정 즉, 결정 프로세스와 우선순위 프로세스가 요구된다. 의사결정망, 모델, 방법론의 대부분은 설계자에 의해 처분가능하다. 몇 가지의 의사결정 모델은 복잡하며, 수량과 수학적 사용은 기술적이다. 다른 모델은 복잡한 망 접근이다. 다른 의사결정 모델은 더 실측적이며

경영적 의사결정 접근방식을 사용한다. 설계자가 선택한 의사결정과 우선순위 모델은 전문지식 조직과 가까운 상황에 대한 바람직한 결과를 토대로 하고 있다.

학습 확인 질문

☐ 얼마나 많은 사람들이 요구와 문제에 영향을 미치나?

☐ 5년 또는 10년 내에 무엇이 문제의 상태 또는 단계일 것인가?

☐ 해결되지 못하거나 수행되지 않은 문제점은 사라지거나 해결될 것인가?

☐ 그것이 충족되지 않는 필요에 의한 불편함이나 용이하지 않음의 정도는 무엇인가?

☐ 충족되지 않은 그것의 요구에 의해 장애인, 움직이지 못하는 사람들, 기타 제한된 사람들이 얼마나 많은 영향을 받겠는가?

☐ 이 문제에 관해 지역 사회의 관심 수준은 어느 정도인가?

☐ 이것이 긍정적으로 충족되었다면, 그것의 요구가 대상 인구의 건강 상태에 영향을 미칠 것인가?

☐ 인지 요구를 향한 대중과 대상 인구의 태도는 무엇인가?

☐ 수요를 충족시키기 위한 행정적인 태도와 요구사정의 문제를 해결하기 위한 것들은 무엇인가?

의사결정 과정

양적인 의사결정 모델은 실증적인 연구 프로젝트에서 가장 유용하다. 거기에는 복잡한 데이터 설정과 요구의 복합적 수준이 존재하며 또한 그곳에는 커다란 재정적 지원이 연관된다. 망적, 경영적 의사결정 계획은 프로그램 개발 전문가와 설계자에 의해 더 공통적으로 사용되어지는데 이는 복잡한 통계적 접근보다 그러하다. 양적이고 통계적 기반인 접근은 대부분 유용하고 효율적이나 그들의 사용은 설계자들의 사용 안에서의 통계적 전문지식에서의 대표단일 것이다. 요구평가의 더 많은 정교한 통계적 분석은 최고의 접근법이다. 그러나 이러한 전문지식이 결핍되어 있으면 다른 접근들이 증명될 것이며 그 일에 쓰일 것이다. 덜 복잡한 의사 결정과 우선순위 결정 모델의 결과는 충분한 정보를 제공하고, 좋은 계획과 프로그램 개발 결정을 만드는데 있어 충분한 통찰력을 갖게 한다.

　의사결정은 일반적으로 두 개의 일반적 카테고리로 분류되었는데 이는 계획과 경영이다. 계획결정은 독특하고 혁신적이며 판단과 창조를 요구한다. 양적 도구는 이행 프로세스에서 요구되는 프로그램 개발 결정에 있어 덜 유용하게 되었다. 프로그램 개발에 관한 판단은 랭킹 과정과 우선순위 설정 시스템에 달려 있다. 양적 도구들은 경영적인 결정에서 더욱 유용하다. 수행을 향상시키고 도움 또는 문제해결의 방향을 제시하기 위하여 자습 기술을 활용하는 탐구적 문제 해결 기술과 관련된 체험적인 의사결정접근은 반드시 계획 결정, 특히 본래 혁신적이거나 개척적일 경우, 설계자는 다른 형식의 의사결정 접근방식을 사용해야 한다.

　설계자는 다른 종류의 의사결정 접근방식을 사용하여야 한다: 실증적인 연구, 모델링, 시뮬레이션, 판단 트리, 기타 등등

　그러나 이 책은 오직 두 개의 본질적인 요소를 가지는 모델에만 초점을 맞추었다. 그 모델 중에 하나는 효율적이며 믿을 수 있다. 두 번째로 그 모델은 포괄하기에 쉬워야 하며 사용하기에도 쉬워야 한다. 적은 양의 노력으로 최대의 정보를 생산하는 동안에 편의는 효율적인 설계자에게 가장 중요한 가치이다.

접근 및 모델

판단트리

　요구 평가의 논리적 우선순위 프로세스는 일명 판단 트리라는 다이어그램의 도움으로 달성할 수 있다. 일단 요구평가가 완성되면, 그리고 데이터 분석이 끝나면, 설계자는 한 번에 하나씩, 판단트리에 주요한 격차/요구 사항을 게재할 수 있다.(그림 6.2와 6.3 참조)

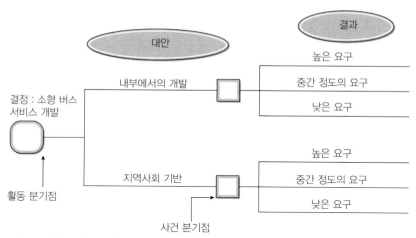

그림 6.2 판단 트리 – 소형버스 운송 서비스에 관한 요구
출처: Adapted from Rowe et al., strategic Management.

　고려되고 있는 프로젝트의 요구는 그것으로부터 뻗힌 몇몇 가지를 가진 "시작
상자"로 나타내어 진다. 그 가지는 활동의 다른 수단을 이끌어 간다. 예를 하나
들면, 병원은 요구평가로부터 결정하는데 그것은 연장자를 위한 운송시스템이
개발되어야 한다고 한다.(그림 6.2 참조) 설계자는 조직체에 의해 운영되어지는
노인들을 위한 미니버스 서비스를 계획할지 또는 기존 서비스와의 계약을 할지에
대해 결정의 도움을 받기 위해 판단트리를 사용한다.

　두 번째 예는 병원은 모든 병원의 근로자들의 요구 평가로부터 근로자들의
건강상태 향상, 의욕 증진, 의료보험료 감소를 위해 그들이 포괄적인 보건
증진 프로그램이 필요함을 결정한다. 첫 번째 결정가지는 내부 시설과 인력을
이용하여 프로젝트를 구성하는 감독을 고용하는 것을 고려하여야 한다. 두 번째
결정가지는(그림 6.3 참조) 계약상의 준비와 함께 외부서비스를 사용하는 것을
고려하여야 한다.

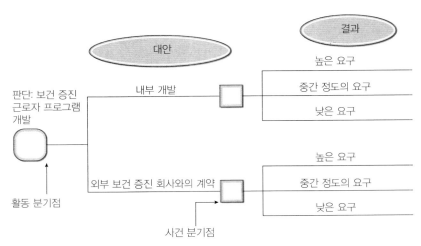

그림 6.3 판단 트리 – 근로자들의 보건 증진 프로그램을 위한 요구
출처: Adapted from Rowe et al., Strategic Management.

대안활동이 제시되고 다른 방향이나 갈래가 차지되어지는 것을 활동 갈래라고 한다. 몇몇의 판단트리는 간단히 "예" 또는 "아니오" 활동 분파들로 사용된다. 나머지(판단트리)는 다음 두 방향에 대해 무엇을 고려해야 할지에 관하여 제공한다. (그림 6.2, 6.3, 6.4 참조)

활동 지점이 그려진 후에, 계획자는 어떻게 그 사건들이 각각의 요구결정의 결과를 발생시키는지를 고려하여야 한다. 사건 또는 중요한 것(일)이 새로운 결정을 요구하는 그 시점을 사상기(event fork)라고 한다. 사상기는 작은 구이다. 설계자는 계획 중인 서비스에 대한 수요가 중요한 세 가지 수준에서 고려하기를 원할 것이다: 고, 중, 저. 두 개, 세 개, 네 개, 또는 필요한 만큼의 많은 분기들이 다루어진 요구와 결정단계 유형에 따라 그려지고 채워지고 있다.

일단 판단트리가 그려지고 채워지고 나면, 설계자는 다양한 심사숙고, 우려되는 관점, 나무의 가지에 표시되는 각 필요성에 대한 결과를 평가하는 표준을 사용해야 한다. 표준은 다음의 것들을 포함한다: 재정, 서비스의 수요, 그것의 바람직한 상황, 요구 평가의 통계적 결과, 조직의 행정적 지원, 어떻게 요구가 실제로 대상지역 내에 얼마나 하는지, 어떻게 다른 서비스를 긴밀히 하는지 또는 기관이 차이와 요구를 채우게 할지, 잠재적인 지속적 서비스 제공, 서비스의 접근성, 기타 등등

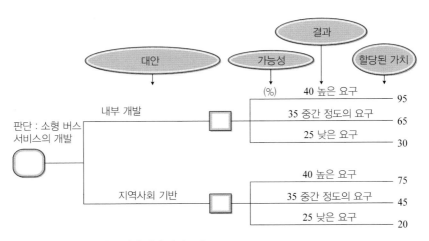

그림 6.4 할당된 가치가 포함된 양적 판단트리
출처: Adapted from Rowe et al., Strategic Management.

　설계자와 프로그램 개발자는 서비스를 위한 요구를 확인하기 위해 종종 화폐 이외의 기준을 사용한다. 요구평가 데이터와 다른 통계들은 의사결정 과정에서 사용되어야 한다. 왜냐하면 계획 결정들은 명백하게 명시하고 이해되는 것을 필요로 하며, 가치의 규모가 필요 결과를 확립하기 위해 판단트리에 적용될 수 있다.

　예를 들어 "0점"은 가장 최소의 바람직한 결과에 할당할 수 있으며, "100 포인트"가 가장 최고의 바람직한 결과에 할당할 수 있으며, 0에서 100 사이가 할당되는 숫자들의 가능성의 전체 범위이다. 예를 들어 미니버스 서비스가 개시된 후에, 가장 큰 결과는 그 서비스에 대한 매우 높은 수요일 것이며 그 다음 판단 트리에서의 요구는 90에서 100 정도 할당될 것이다. 만약 사회 기반 운송 서비스가 작동하는 기회가 거의 없다면, 11-20점 범위가 할당될 것이다.(그림 6.4와 표 6.1 참조)

표 6.1 그림 6.4의 수에 대한 핵심

결과 가능성	가치
실패할 가능성이 있는	0-10
가장 낮은 성공	11-20
낮은 성공	21-30
미미한	31-40
평균의	41-50
평균 이상의	51-60
평균보다 더 나은	61-70
좋은 성공	71-80
매우 좋은 성공	81-90
최상의	91-100

판단트리가 그려지고 각각 결과의 가치가 정의 내려진 후에, 설계자는 각각의 사건이 발생할지에 대한 여부를 결정해야 한다. 예를 들어 설계자는 가정한다. 높은 요구에 대한 40%의 가능성이 있다. 중간 정도의 요구에 대한 35%의 가능성이 있다. 그리고 오직 25% 낮은 요구를 가질 가능성이 있다. 지정된 값은 100%까지 더하여 진다.

계획자는 어떠한 활동이 높은 우선권을 설립할 수 있는지를 결정해야 한다.

결정을 내리기 위하여, 계산이(각각의 활동분기에서 기대되는 가치) 필요하다. 기대 가치는 발생 확률(%)과 각 결과의 지정 값을 곱하여 계산된다. 세 개의 분리된 계산의 결과(고, 중, 저)는 합산되어 진다. 백분율(확률) 및 할당된 값은 다음과 같이 계산되어 진다.

$$(.40 \times 95) + (.35 \times 65) + (.25 \times 30) = 68.25$$
$$(.40 \times 70) + (.35 \times 45) + (.25 \times 20) = 50.75$$

그러므로, 설계자는 자체 미니버스 운영상의 성공 가능성이 지역사회 기반 서비스보다 크다는 것을 관찰한다. 권고사항은 자체 내에서 미니버스를 운영하는 것이다. 결정에 있어서의 위험성은 각각의 가능한 사건에서의 이용 가능한 정보의 양에 달려 있다. 만일 추가적인 정보가 얻어지고, 더 많은 정확한 할당된 값과 가능성에 이르면, 더 나은 결정이 만들어 진다.

판단트리가 그 문제를 해결함에 있어 도움을 줄 뿐만 아니라 문제를 정의내리는 것에 관하여 좋다. 몇몇의 전문가들은 이러한 타입의 판단트리가 질문을 요구하는 것이 대답을 주는 것보다 더욱 유용하다고 제안한다. 아무리 많은 정보를 얻는다거나 어느 정도 결정을 수량화하도록 노력한다 해도, 설계자와 행정업무(자)는 여전히 결정을 내려야하며 우선순위를 설정해야 한다.

판단트리 : 다른 모델

이전에 논의에서 판단트리에 접근할 때에, 요구는 결정이 내려지기 전에 우선순위를 설정하는 것에 관하여 살펴봐져야 한다. 만일 요구가 더 많은 분석을 보증하기에 충분하다면, 진행에 있어 장애가 다시 보고 다루어져야 하는 의사결정에 있어 다양한 단계가 고려되어져야 한다.

요구에 있어서 어떠한 요구와 단계는 판단트리 접근에 있어 분석되어져야 한다. "예" 또는 "아니요" 의사결정에 대한 만일의 상황에 대한 상자가 설계자에 의해 그려져야 한다. 핵심이 질문을 요구하는 동안에 설계자는 격차/요구를 선정해야 하며 행정, 사회적, 경제적 관심과 관련된 모든 면에 관하여 질문을 요구해야 한다. 그 질문은 "예", "아니요"로 대답할 수 있어야 한다. 각각의 "예"와 각각의 "아니요"를 통해 양자택일 활동이 공급될 수 있음에 틀림 없다.

그림 6.5는 고령자 주택의 요구를 이용함에 있어 판단트리를 제시한다. 요구평가 과정으로 알아낸 보건 증진, 보건 서비스, 또는 사회적 서비스 요구의 이유로 주택은 오직 하나의 예로서 이용되어지고, 설계자는 판단 트리와 연결 지을 수 있다. 판단트리의 크기와 단계는 대답가능한 질문의 수, 질문에 대답 가능한 특별한 세부적 요구, 그리고 대답에 도달하기까지의 나무 완성에 요구되는 단계 수에 의해 결정되어 진다.

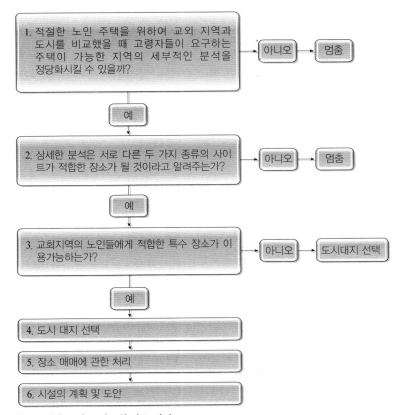

그림 6.5 판단 트리 – 양로원 장소 결정
출처: adapted from Lawton et al., Community Planning for an Aging Society.

매트릭스 의사결정 모델

매트릭스 의사결정 모델은 건강 계획에서부터 건강 프로모션을 만들기 위한 역학에 이르는 범위에서 사용된다. 의사결정 매트릭스는 간단하지만 효과적인 box marix로 작성되어 진다.(그림 6.6 참고) 박스모형은 계획자가 각각의 결정을 4단계의 중요도로 결정할 수 있도록 한다. 계획자는 간단하게 박스를 그리고 각각의 칸에 알맞은 결정사항을 대입한다.

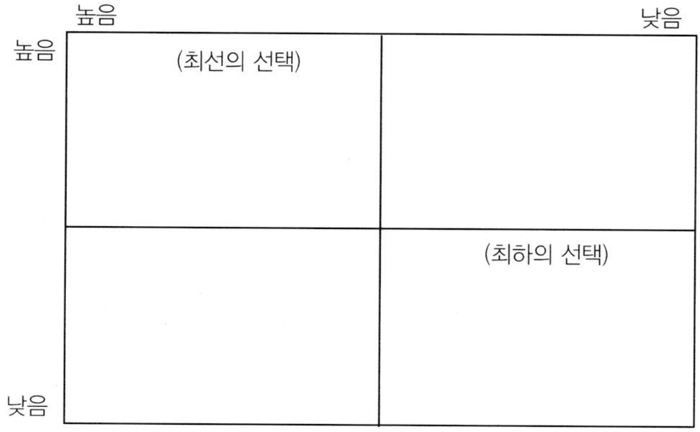

	높음	낮음
높음	(최선의 선택)	
낮음		(최하의 선택)

그림 6.6 의사결정 메트릭스 – 높음/높음 결정이 가장 최선의 선택이며 낮음/낮음 선택이 최하의 선택이다.

만약에 그 결정이 고안되어 왔던 여러 서비스들 사이에서 필요되어 진다면, 그 매트릭스(행렬)는 각각의 서비스를 위해 그려져야 한다. 비교(comparison)와 같은 변수들은 매트릭스에 표시된다. 모든 변수들이 만들어 졌을 때, 가장 무겁다고(중요하다고) 평가된 매트릭스는 "높음/높음" 상자가 선택되어진 그 하나이다.

그 매트릭스 혹은 격자 판은 서비스 우선사항 혹은 프로그램 요구들을 놓기 위한 의사결정을 위해 사용된다. 그림 6.6에서 보여주는 것과 같이 4개-공간의 격자 판은 보편적인 결정들을 지원해 주는데 사용된다. 9개-공간의 격자는, 그림 6.7에서 보여주는 것과 같이 더 많은 투입과, 더 많은 세부사항, 그리고 더 많이 섬세하게 조율된 결정을 하도록 허락한다. 개입의 수준들은 두 개의 변수들로부터 오는 것이다; 개입의 9가지 요소들은 결정을 하는데 도움을 주기 위해 이용된다. 9개-공간의 격자 판은 변수들의 모든 배열을 비교하기 위해 사용될 수 있다-하나는 다른 것과 비교되어진다. 예를 들어, 그림 6.7에서 요구의 중요성은 요구를 맞추기 위한 기관 내 자원 사용 가능성을 비교하는 것이다. 그림 6.1에서는 "서비스의 격차들"이 발견되었다. 그 계획자는 네 개의 다른 격자 판을 그린다. 각각의 격자 판에, 계획자는 격자 판의 왼쪽 부분에 다른 "서비스의 격차들"을 놓고, 상부에 있는 기관의 자원들도 같은 곳에 둔다.

	높음	중간	낮음
강함	예	예	그저 그렇다
평균	예	그저 그렇다	아니오
약함	예	그저 그렇다	아니오

need의 강함 정도

그림 6.7 9칸 의사결정 매트릭스

격자 판에 대한 계획질문은 물어진다. 예를 들어, 4가지 다른 서비스들이 요구들(needs)로서 확인되었고, 그리고 그것들이 계획과 이행되어 질 수 있다-운송수단, 노인을 위한 병원, 주거 프로젝트에서 하는 노인들을 위한 건강교육 그리고 음식 배달 프로그램. 그것들이 수용할 수 있는 범위(catchment)에서 찾아졌고, 그렇다면 9개-공간의 격자 판은 각각 4가지 요구들 위해 그려질 수 있다. 장점은 열거되어 지고 그것들의 중요성은 1에서 100 범위에 있는 숫자들로 주어진다. 이와 같은 프로세스(process)는 약점들에도 같이 적용된다. 이러한 통상적인 순서와 방법은 조직의 자원들을 위해 사용되어 진다. 3개의 "예" 공간들에 도달했을 때, 계획자들이 세 개의 "예" 공간의 우선사항들에 대해 행정적인 결정을 할 수 있거나, 혹은 "예" 공간을 위한 새로운 격자들이 3개 중에 가장 최선의 선택을 결정하는데 사용되고 그려질 수 있다. 세 개의 격자들 마지막 세트는 발표되어질 우선사항 "요구"가 될 결정을 만들어 낸다.

요구들의 우선사항 설정

우선사항의 결정은 계획된 프로그램과 서비스의 수용을 위한 사회의 참여를 조성한다. 우선사항의 설정은 조직과 사회의 기대들과 함께 정량화할 수 있는 데이터와 연결되어 있다. 우선사항의 결정은 사정평가에서 발견된 우선사항들을 설정하기 위해 사용되어 진다. 우선사항 설정의 단계는 발견된 격차와 해결책을

순위를 매기기 위해 사용되어지고, 조직의 기대들과 목표들을 성취할 수 있는 특정한 프로그램을 선택하는 것으로 사용된다. 그것들은 또한 어떤 목표들이 가장 중요한지를 결정하는데 사용되어 질 수 있다.

사전조사 설정의 Hanlon 방법

3가지 목적들은 Hanlon 사전조사 설정 방법의 기저를 이룬다.

- 계획자가 우선순위결정 프로세스에 포함될 주요 요소들을 확인할 수 있도록 허가한다.
- 각각의 요소들을 서로 비슷한 중요도를 갖는 것끼리 묶는다.
- 각각의 요소들을 요구에 맞게 변화시킬 수 있도록 한다.

의사결정 요소들은 4가지 요소로 나눠질 수 있다. 각각의 요소들은 각각의 요소에 예정된 규모를 정하는 점수로서의 가치를 부여받게 된다. 각 요소는 각각의 요소의 중요도를 반영하는 두 가지 계산법에 대입되어 사용된다.

구성요소 A = 문제의 크기
구성요소 B = 문제의 심각성
구성요소 C = 해결책의 유효성(영향력)
구성요소 D = 평가된 P E A R L 요인들

PEARL은 실질적인 need에 직접적으로 연결되지는 않은 요소들의 그룹의 두 문자어이다. PEARL은 서비스나 프로그램이 실행되어지고 성공할지 밝히는데 도움을 준다(spiegel & hyman, 1978).

P = 적절성(propriety)
E = 자금(economic feasibility)
A = 수용성(acceptability)
R = 이용 가능한 자원(resource availability)
L = 합법성(legality)

이 두 가지 공식은 4가지 구성요소로부터 점수를 삽입하기 위해 사용되어 진다.

$$기초\ 우선사항\ 순위(BPR) = (A+B)C$$

$$총체적인\ 우선사항\ 순위(PR) = (A+B)C \times D$$

표 6.2 우선순위 결정을 위해 Hanlon's Model을 이용해 얻은 Breakpoint와 점수

영향 집단의 %	점수
breakpoint(휴지점)	
75% 또는 그 이상	10
50% ~ 70%	8
25% ~ 49%	6
10% ~ 24%	4
10% 미만	2

계획자는 우선사항 설정 단계에서 사용되어진 요인들과 관련된 훌륭한 경영상의, 교육상의 판단력을 연습해야 한다. 할당된 상대적인 무게는 계획자의 그 필요성에 대한 이해 지각에 달려 있다.

Hanlon의 모델 구성요소들

구성요소 A. 문제에 대한 사이즈, 그것은 서비스를 필요로 하는, 수용할 수 있는 영역에서의 사람들의 숫자 혹은 문제의 의해 영향 받은 사람들의 숫자이다.

구성요소 B. 문제의 심각성, 그것은 문제의 심각성을 결정하는 것으로 사용되어진 요인들의 목록을 계획자에 의해서 설립하는 것이다. 그 목록은 합리적이고 사실적이어야 한다. 문제의 심각성은 10을 가장 심각한 것으로, 0에서 10의 점수로 각각의 요인들을 매김으로써 결정되어 진다. 평균 점수는 결정되어지고 구성요소 B를 위한 평균점수는 결정되어 진다.

점수가 매겨진 구성요인이 정의된 후에, 각각 점수에 요인들을 매기는 테이블 하나가 만들어 진다. 문제 심각성은 영향을 받은 인구의 퍼센트 혹은 숫자에 의해서 보여질 수 있다. 범주들은 테이블에서 설정되어 진다. 구획점들은 독단적으로 설정되어질 수 있으나, 10을 초과해선 안 된다. 그 그룹들은 기본 수치의 상당한 부분을 채울 것이다. 가장 높은 구획 지점은 가장 심각한 범주로 고려되어야 한다.

구성요소 C. 해결책의 유효성, 이것은 이 문제를 얼마나 잘 해결 했는가? 이다.

효과적인 사정은 중요하고 공식을 사용할 수 있고 예정된 수치는 필요되어 진다. 해결책의 유효성에 대한 대답은 추정치(estimate)를 통해 나타난다. 이 구성요소는 .5에서 1.5까지의 범위 안에서 점수가 매겨졌다. 범위의 가장 낮은 끝부분은 프로그램과 서비스가 필요해진 수준까지 요구(need)를 향상 시킬 수 없다는 것을 나타낸다. 범위의 높은 끝부분은, 1.5, 은 격차/요구로 채워 울 수 있는 고안된 수준에 있거나 그 보다 높은 것에 있는 서비스 수준을 나타내고 이행될 수 있는 것이다. 1.0의 수준은 아무런 투입(commitment)이 없는 것 중에 하나이다. 거기에 도달한 수치들은 구성요소 c의 공식으로 삽입되어 진다. 그 가치(값)들은 평균을 생산하기 위해 표로 만들어진다. 그 가치(값)는 공식에 들어가게 된다.

하지 않을 것이다. ____.5 ____.75 ____1.0 ____1.25 ____1.5   할 것이다.

결정하지 않음(중립적인)

구성요소 D. 평가된 P E A R L 요소, 사정평가에서 찾아진 사실상의 필요성과 바로 연관되어 있는 것이 아닌 요인들의 그룹이지만 성공을 하기 위해 이행 전에 고려되어져야 하는 중요한 것이다. 각각의 P E A R L 요소들은 0에서부터 1의 가치(값)로 각각 주어지는 것에 의해 평가되어 진다. 테이블과 격자 판은 Hanlon 방법을 사용한 데이터와 요인들의 복잡한 설정들을 놓기 위해 사용되어 지고, 공식에 대입한 숫자들이 추출하기 위해 사용되어 진다.

학습 확인 질문

☐ 우선사항의 설정과 의사결정의 어떠한 수준이 현재 사정평가에 요구되는가?

☐ 어떠한 보편적인 요구들이 소개되어야 하는가?

☐ 구체적으로 어떤 "sub-needs"이 우선사항으로 되어 질 필요가 있는지 그리고 결정 들은 요구된 그것들을 말하는 것인가?

☐ 결정 혹은 우선사항 접근의 복합체가 얼마나 필요로 되는가?

☐ 만약 의사결정 모델 혹은 매트릭스(행렬)가 사용되어 질 때, 어떤 접근이 가까운 미래의 정황과 데이터를 가장 효과적으로 줄 수 있는지?

☐ 그 해결책 혹은 결정이 정말로 그 문제를 풀고 요구를 채워 줄 수 있는가?

☐ 우선사항들이 얼마나 정확하고 그것이 사정평가에서 찾아진 것들을 해결할 수 있

는가?

□ 그 해결책이 다른 문제를 만들 수 있는가? 만약 그렇다면 얼마만큼 중대한가, 혹은 중대하지 않은가?

□ 해결책의 끌어당김 혹은 심미적 영향은 무엇인가?

□ 다른 프로그램 그리고 서비스들의 연속체에 있는 모든 다른 서비스들과 함께 새로운 프로그램이 편성할 수 있는가?

□ 격차를 채울 수 있는 다른 해결책들은 진지하게 철저히 고안되고 있는가?

참고문헌

1. Bloch, A. Murphy's Law Book Three. Los Angeles: Price/Stern/Sloan, 1982.

2. Spiegel, A.D. and Hyman, H. H. Basic Health Planning Methods. Rockville, MD: Aspen Publishing, 1978.

3. Cone, P. R., Phillips, H. R., and Saliba, S. J. Strategic Resources Management, 1. Berrien Springs, MI: Andrew's University Press, 1986.

4. Lawton, M. P., Newcomer, R. J., and Byerts, T.O. Community Planning for an Aging Society. New York: McGraw-Hill, 1976.

5. Rowe, A. J., Mason, R.O., Dickel, K. E., and Snyder, N.H. Strategic Management. Reading, MA: Addison-Wesley, 1989.

6. Pearce, J. A. and Robinson, R. B., Jr. Strategic Management, 3d ed. Homewood, IL: Irwin, 1988.

7. Nutt, P. C. Planning Methods for Health and Related Organizations. New York: Wiley, 1984.

제 7 장

서비스 실행을 준비하는 방법
: 해야 하는 것

당신이 무언가를 시작할 때마다 나머지 어떤 것들은 반드시 이행되어 있어야 한다.

모든 해법은 새로운 문제를 낳는다.

MURPHY'S LAW[1]

단원 목표

7장의 주요 목적은 :

1. 계획자들이 프로그램을 상세하게 그리고 단계별 기초에 기반을 두고 수행하게 하기 위해 필요한 것을 고려, 철저히 숙고하도록 장려한다.

2. 계획자가 어떤 활동이 다른 활동에 앞서고, 어떤 활동이 수행을 위한 혹은 첫 번째로 달성되어야 할 우선권을 가지는지 재검토하도록 장려한다.

3. 시범 사업, 수정된 실행 접근법, 완전한 실행을 포함하는 수행을 위한 접근법들을 재검토한다.

4. 세부적인 프로젝트 실행을 위해 성취될 필요가 있는 모든 활동을 재검토, 평가한다.

5. 프로젝트 실행에서 계획자와 경영진에게 도움이 될 만한 고려사항과 계획질문의 목록을 제공한다.

7단계

단계적 활동과 절차

- 첫 번째로 수행되어야 할 것은 무엇인가? 다른 활동들이 발생하기 전에 무엇이 행해져야 하는가?
- 다른 활동이 시작되기 전에 어떠한 항목과 절차가 준비되어 있어야 하는가?

시범 사업

- 본격적인 사업에 앞서 시범 사업이 개발, 시행되어야 하는가? 직면한 사업에 있어 시험사업은 타당한 접근인가?
- 조직이 시범사업에 필요한 시간과 자원을 가지고 있는가?
- 시범사업이 시간, 돈, 자원의 낭비일 수 있으므로 고려되어서는 안 되는가? 시범사업은 좋은 대안이 될 수 있으며, 계획되어야 하는가?

고려 사항

- 장비와 보급품 구매

- 사무실 공간 마련
- 인사 고용
- 공식적 승낙과 제약
- 법적측면의 고려와 처리
- 예산 개발
- 회계와 예산관리 시스템의 개발
- 정책과 절차 착수
- 마케팅과 지역사회 교육의 개발
- 각 장소에 적합한 직원의 채용과 조직적 구조, 미팅, 보도 체계
- 조정, 조직, 감독과 의사소통 시스템 개발
- 성장, 확장, 개발을 위한 계획
- 양식, 사무 처리 절차의 개발

활동 순서 설정

　새로운 프로젝트의 계획, 수행과 관련해 가장 도전적인 활동 중 하나는 각 활동의 모든 세부사항을 세우는 것이다. 이것은 각 단계, 활동을 통해 어떤 것이 먼저 와야 하고 어떤 것이 다른 완성된 것에 종속되는지, 어떤 활동이 다른 것과는 독립적으로 행해질 수 있는지 등을 확인하는 정신적으로 숙고하기 위한 도전이다. 보통 어떤 활동이 행해져야 하는지, 어떤 것이 먼저 와야 하는지는 명확하지만 성취되어야 할 몇몇 활동들과 그것이 발생하기로 되어 있는 순서가 항상 명백한 것은 아니다. 적소에서 진행되고 있는 보다 기초적인 활동이 없이는 어떤 활동도 시작될 수도, 단독으로 달성될 수도 없다.

　다소 생생한 예로 집의 구조를 들 수 있다. 혼자서는 벽에 샛기둥을 세울 수 없고, 석고판으로 덮을 수도 없으며 후에 그 안에 넣을 전선, 전기, 전화, TV케이블, 배관 파이프 등도 결정할 수 없다. 실제적으로 파이프와 전선은 기둥이 세워지고 난 바로 뒤에 다른 것들이 완성되기 전에 그 안으로 들어가야 한다. 그렇지 않으면 결국 나중에 벽을 덮는 석고판에 구멍을 뚫어야 하는 엉망인 상태가 된다. 따라서 이것은 건강 증진과 사회·보건적 서비스 프로젝트의 수행에도 해당된다. 적소에 투입될

어떤 활동의 순서는 여기서 언급한 건축 과정만큼 명백해질 수 있다.

노인 클리닉 개원은 사무실을 여는 것뿐만 아니라 클리닉과 사무실 건물의 건축이나 개조까지 포함하는 것 일수도 있다. 건강증진 프로그램의 시작은 특별한 검진 장치 구비, 건강 상담, 집단 운동 프로그램에 사용될 대형 공간 구비 등을 포함할 수 있다. 계획자는 그 프로젝트가 공식적 승인을 받은 것일지라도 사무실을 열기 전에 발표하거나, 주요 매체에 프로젝트의 단계를 광고하는 것을 원하지 않을 것이다. 경영진 또한 새로운 프로젝트 부지가 확정되지 않았을 때 윗부분에 주소가 찍힌 편지봉투를 주문하는 것을 원하지 않을 것이다. 따라서 어떤 것들은 다른 것들이 실행되기 전에 완성되어야 하거나 알맞은 장소에 있어야 한다. 이것이 계획자가 모든 세부사항 ─프로젝트 실행을 위해 완성되어야 할 모든 단계와 활동─ 을 검사하고 각 활동의 순서를 결정하기 위해 필요한 정신적인 책무이다.

활동과 계획 초안 문서의 절차

몇몇 계획자들은 계획과정 단계와 다양한 활동과 절차의 설정을 위해 달성되어야 할 각 모든 활동이 상세하게 적힌 주요 계획 문서를 개발한다. 이 문서는 프로그램 계획이 아니라 모든 것을 자세히 언급하고 있는 실행 계획의 초안이다.

활동과 진행 계획 초안 문서를 성공적으로 사용하기 위한 비결은 모든 활동의 책임 과제를 이행하는 것이다. 각 활동에는 그것의 완성을 보장하기 위해 선택된 책임감을 가진 개인으로서의 지명된 한 사람이 있어야 한다.

어떤 활동들은 다른 곳에서 진행 중인 것들의 여부에 따른 것이 아니며 순차적인 단계가 일어나기를 기다리는 동안 쉽게 완성될 수 있다. 더 느린 단계가 완성되기를 기다리는 동안 이룰 수 있는 활동들을 확인해 보는 것은 훌륭한 시간 관리이다. 순차적 절차의 여부에 따르지 않고 분리된 혹은 별개의 주요 활동들이 완성될 수 있을 때, 계획자들은 미미하고, 관련성이 없거나 사소한 활동들이 끝나기를 기다려서는 안 된다.

계획 단계에서 부서의 노력은 관리자, 건강 증진 전문가, 임상의, 전문 직원 그리고 어떠한 근로자 또는 관련된 직원도 포함하는 것이어야 한다. 브레인스토밍 회의와 다른 관련 기획 회의는 관리자와 계획자뿐 아니라 모든 관련 직원까지 포함해야 한다.

- 작업 장소 계획에 비서도 포함되어야 한다.
- 간호사와 의사는 환자의 흐름이나 치료 부서의 계획을 도와야 한다.
- 사무실 직원은 결제양식의 계획을 도와야 한다.
- 보건 교사는 교육적으로 연계된 시설의 계획에 참여해야 한다.
- 건강증진 직원은 의학검사의 구조와 흐름에 정보를 제공해야 한다.
- 의무기록사는 진료기록 양식 개발, 기록 흐름 시스템, 기록의 저장과 검색에 참여해야 한다.

프로그램의 한 단계 또는 한 부서가 다른 곳과 상호작용을 하고 어떠한 다른 프로그램과 부서에 종속될 때, 기획 회의에 그러한 부서, 프로그램에 적합한 일원을 초대하기 위해 확실한 노력을 해야 한다.

시범사업

시범사업은 몇 가지의 방식으로 정의된다. 그것은 적은 지식과 경험이 존재하는 실험 사례나 프로그램의 예행연습이 될 수 있다. 시범사업은 그것이 앞으로 어떻게 진행될지 보기 위해 행해진다. 또한 완전한 프로젝트의 수행을 위해 이전에 시행하는 수정되고 간소화된 프로젝트가 될 수 있다. 시범사업은 완전히 이행되는 주요 프로젝트의 축소된 버전이 될 수 있지만 충분하게 포함되는 접근법은 아니다. 흔히 비용과 자원을 절약하거나 몇몇 경우에는 위험을 줄이기 위해 시행된다.

시범사업은 또한 일련의 유사한 프로젝트의 이행을 위한 최초의 프로그램 또는 서비스가 될 수 있다. 예를 들어 만약 노인 아파트 단지에 몇 개의 건강 증진 클리닉을 연다면, 단 하나의 클리닉만이 한 장소에서 열리고 완전히 이행될 것이다. 그 과정, 관리, 효율성, 능률, 일의 흐름, 인력 사용, 장비와 가구의 물리적 구조가 모두 평가될 것이다. 오류와 결점은 해결될 수 있고 교정될 수 있다. 이러한 시연 유형의 활동들은 비용과 자원이 더 위임되기 전에 일어난다. 평가 활동은 다른 지역의 클리닉이 열리기 전에 완성될 것이다.

몇몇 프로젝트는 구상이 건전한지, 시스템이 작동될 것인지에 대한 지식이 없이 전체적인 재정, 인력, 자원, 시간 약속의 측면에서 비용이 너무 많이 들거나 위험하다. 따라서 관리자들은 전체 프로젝트의 이행을 대신하는 시연을 원할지도 모른다. 지식에 의한 관찰, 조사, 실제적 경험은 보수적인 접근법이 현명한 것일지도 모른다는 것을 보여주고 있으나 또한 그것이 새로운 프로그램의 실패를 세울 수도 있다는 것을 보여준다. 계획자들은 보통 성공을 위해 계획하고 자원을 적절하게 보수적으로 사용한다.

계획 모델의 7단계는 "그 조직이 시범사업에 필요한 시간과 자원을 가지고 있는가?"에 대해 묻고 있다. 이 질문에 대한 첫 번째 반응은 어떤 관리자든지 "왜? 모든 사람들은 시범사업이 완전한 사업보다 비용이 더 적게 든다는 것을 안다."가 될 것이다. 처음에는 그리고 표면적으로 이것은 참인 진술로 보인다. 그러나 건강증진과 사회·보건적 서비스의 장기적 이행을 넘어, 완전한 프로젝트의 실행보다 잘 개획된 프로젝트를 여러 달에 걸쳐 시범사업으로 변경하는 것이 더 많은 비용이 들지도 모른다. 특히 광범위한 위임과 자원이 계획 활동에 놓인 이후 주요 프로젝트를 미숙한 시범사업으로 변경하는 것은 조직과 행정이 최후의 변화에 대해 대가를 치르도록 야기할지도 모른다. 그 손실은 최종적으로 지불해야 할, 계획자와 직원 그리고 조직 내 직원이 겪는 직업 만족도의 상실, 낙담, 관리에서의 자신감 부족뿐만 아니라 계획 비용까지 더해진 장기적인 비용이 될 수 있다.

관리자들은 많은 사람들이 받아들이려 하는 것보다 더 많이, 시범사업 또는 계획된 프로젝트의 수정된 버전처럼 잘 개발된 프로젝트의 이행으로 인한 실패를 위한 좋은 계획과 프로그램을 받아들이는 것으로 알려져 있다. 그러한 움직임은 시간, 돈, 노력, 의욕의 낭비이자 계획자들의 약속 파기이다. 그런 접근법은 전체 계획 과정을 무너뜨린다. 관리자들은 그러한 자기 파괴적 행동에 관해 주의해야 할 필요가 있다.

만약 시범사업을 하기로 되어있다면 그것은 초기 계획 단계 부분에 있어야 하며 기획회의의 초두에서 논의되어야 한다. 시범사업은 단지 관리자들이 비용을 절약하거나, 특히 적절한 양의 시간과 자원을 들이는 주요 계획 작업 이후에 수행에 앞서 비용이 덜 드는 접근을 택하기 위한 수정분이 되어서는 안 된다. 비록 어떤 부분은 수정되고, 축약되고, 비용이 덜 드는 시범사업 접근이 성공해 왔을지라도 대부분은 실패하고, 종종 프로그램 성공 가능성을 속이기도 한다.

만일 훌륭한 요구조사가 시행되어 왔다면, 달성을 위해 필요한 것들은 상당히 분명해진다. 평가는 얼마나 많은 프로그램이 필요한지, 그것이 성공할지를 보여줄 수도 있다. 훌륭한 요구조사의 완성과 연구된 결과와 함께 완전히 발달된 접근법은 정당화되어야 한다. 건강 증진 프로그램 또는 필요로 되는 사회·보건적 서비스의 완전한 이행은 우선시 되면서도 가장 효과적인 접근법이다.

단계적 절차를 결정하기 위한 접근법

한 가지 접근법은 어느 것이 행해져야 하는지, 어느 활동이 완성된 다른 것에 우선하여 달성되어야 하는지 결정하는 데 유용한 것이 6장에서 묘사된 의사결정나무라는 것을 알아냈다. 어느 활동이 행동에 놓여야 하는지 결정하기 위한 또 다른 접근법은 활동 계획 매트릭스이다.(그림 7.1)

계획 매트릭스 사용

대부분의 중요한 활동들 그리고/또는 첫 번째로 발생되어야 할 것들은 매트릭스의 왼쪽 상단 코너에 나열되어 있다. 첫 번째로 행해져야 할 것들은 왼쪽 세로 첫 줄의 위에서부터 시작하여 나열되어 있다. 두 번째로 일어나야 할 특정 활동과 관련된 항목은 세로 두 번째 줄에 나열되어 있다. 높은 우선순위를 가진, 두 번째 단계의 항목들은 맨 위에 열거된다. 세 번째로 일어나야 할 특정 활동과 관련된 항목은 세로 세 번째 줄에 멀리 나열되어 있다. 네 번째, 다섯 번째, 여섯 번째 또는 필요한 더 많은 세로 줄에 대해서도 똑같이 적용된다. 만약 추가적으로 특정 활동에 연관된 활동이 필요하다면, 세로 줄을 추가한다. 최우선 순위의 첫 번째 단계의 활동들은 세로 첫 번째 줄의 가장 위에, 최우선 순위의 두 번째 단계의 활동들은 세로 두 번째 줄에 나열된다. 매트릭스 아랫부분의 활동들은 각 단계와 세로 줄의 가장 위에 있는 항목들보다 덜 필수적이어야 한다. 반면에 오른쪽 아랫부분의 활동들은 마지막에 나열되고 가장 덜 중요해 보이지만 마지막으로 행해져야 하는 필수적인 것들이다. 모든 활동들은 한 사람에게 할당되어야 한다. 모든 할당된 활동을 따라 완성으로 이끌 유일한 한 사람에게 책임이 주어져야 한다.

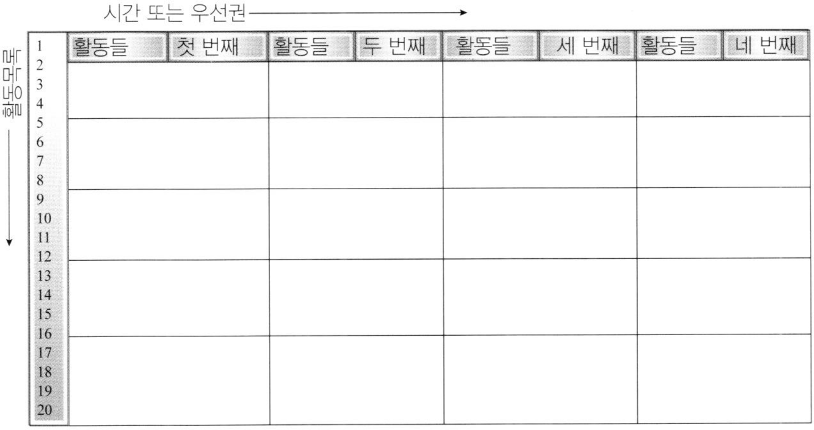

시간 또는 우선권

중요성의 단계	활동들	첫 번째	활동들	두 번째	활동들	세 번째	활동들	네 번째
1 2 3 4								
5 6 7 8								
9 10 11 12								
13 14 15 16								
17 18 19 20								

그림 7.1 단계적 활동 계획 매트릭스

활동 중요성의 단계

계획자와 관리자 모두는 작은 수의 요인들이 많은 양의 작업과 최종 결과에 원인이 있다는 것은 명심해야 한다. 15%의 자원봉사자가 100%의 작업을 하거나, 10%의 운전자가 95%의 교통사고를 유발하는 것을 예로 들 수 있다. 이것은 파레토의 법칙을 나타낸다. 이 법칙은 어느 수준과 활동들에 가장 많은 흥미와 자원이 주어지는지 결정할 때 고려되어야 한다. 이 법칙에 깔린 개념은 모든 것들이 똑같이 중요하지 않다는 것이며 반대로 주요한 사안의 우세에 밀려 작은 것들을 무시하지 말라는 것이다. 몇몇의 프로그램, 활동, 인력은 다른 것들보다 계획과 수행 과정에서 더 영향력이 있다. 계획에 포함된 사건들의 수가 더 클수록 이것은 더 복잡해질지도 모른다. 따라서 각 사건과 전반적인 프로젝트의 진행 방향을 유지하기가 어려워진다. 어떤 활동들은 다른 것들보다 더 높은 우선순위를 가지지만 덜 중요한 활동들 또한 필수적이고 간과되어서는 안 된다. 좋은 구조와 조직은 큰 요소들뿐만 아니라 작은 것들을 필요로 할 수 있다. 따라서 반드시 모든 활동들이 완성되어야 한다.

학습 확인 질문

□ 시범사업이 고려되어야 하는가?

□ 완전한 프로젝트가 이행되어야 하는가?

□ 시범사업을 수행하기 위해 시간, 자원, 비용을 들여야 하는가? 또는 완전한 프로젝트의 진행을 위해 비용, 시간, 자원을 사용하는 것이 더 효과적인가?

□ 완전한 프로젝트를 대신하는 프로젝트의 일부분을 시행하는 것의 장기적 효과와 결과는 무엇인가?

□ 시범사업의 고려사항들이 관리자와 계획자에 의한 기존의 논의와 계획의 한 부분이 될 수 있는가?

□ 시범사업이 고려되고 있는 프로그램을 위한 최고의 접근법인가?

□ 시범사업의 전반적인 영향이 고려되어 왔고 완전한 프로젝트의 이행에 필적되는가?

□ 만약 시범사업 접근법이 고려된다면 이것이 미리 계획된 효과적이고 행정적인 결정에서부터 온 것인가? 비용과 자원을 절약하기 위한 최후의 지름길이기 때문인가?

□ 어떤 10~20%의 계획 과정에 가장 많은 관심과 자원이 주어져야 하는가?

□ 더 우세한 사안에 의해 무시되거나 가려지는 활동들이 있는가?

참고문헌

1. Bloch, A. Murphy's Law and Other Reasons Why Things Go Wrong!
   Los Angeles: Price/Stern/Sloan, 1977.

2. Brickner, W.H. and Cope, D. M. The Planning Process. Cambridge, MA:
   Winthrop Publishers, 1977.

3. Spiegel, A.D. and Human, H. H. Basic Health Planning Methods.
   Rockville, MD: Aspen Publishing, 1978.

제 8 장

계획 및 실행을 위한 일정표 작성

모든 일은 당신의 생각보다 오래 걸린다.

MURPHY`S LAW

단원 목표

8장의 주요 목적은 :

1. 일정표의 기능과 쓰임새를 이해한다.

2. 계획단계에서 일정표 차트를 어떻게 사용하는지를 이해한다.

3. 프로그램 실행에서 사용되는 것을 포함한 계획 및 프로그램 개발 단계에서 일정표 사용의 중요성을 이해한다.

4. 일정표 차트를 어떻게 작성하고 구성하는 지를 배운다.

5. 프로그램 계획 및 개발 단계에서 사용된 일정표 차트의 예를 제시한다.

8단계
일정표 차트 작성

• 단계적인 활동들과 성취를 위해 필요한 다른 요소들에 따라 일정표 차트를 개발하고 창작한다.

계획 및 실행 단계에서의 시간

근로자의 책임감 수준은 주로 근로자가 계획 및 실행에 소비하는 시간의 양으로 나타난다. 더 높은 위치와 책임감 수준일수록 독자적으로 일하지 않는 한 계획자로써 더 많은 시간을 계획하기 위해 소비한다. 그림 8.1에서 볼 수 있듯이 최고 관리자는 계획에 상당히 많은 시간을 사용하며 실행에는 보다 적은 시간을 사용한다. 중간 관리자는 계획과 실행 양쪽 모두에서 중간정도의 책무를 갖는다. 근로자는 계획이라고 할 만한 것이 거의 없고, 실행 활동을 많이 수행한다. 관리자들은 전체적인 계획과 조직의 관리에 책임이 있다. 최고 관리자의 시간은 전반적이고 넓은 시각의 조직, 계획과 전체적 방향에 사용되어야 한다. 중간 관리자는 매일 행해지는 활동과 프로그램 개발에 몰두하는 것이 필요하고 그들은 또한 실행의 세부적인 부분과 연관되어 있다.

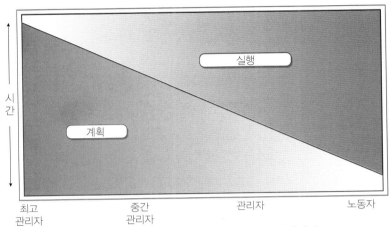

표 8.1 근로자의 지위에 따른 계획과 실행에 관련된 책임감 수준과 시간의 양

시간: 시간의 결정과 쓰임

　시간은 계획 목표에서 기본적인 부분이다; 이것은 활동을 결정하고, 실행하고, 사정(평가)하는 데에 중요하다. 일정표에서 사용되는 시간은 날(days), 주(weeks), 달(months), 또는 연(years)로 명백히 규정될 수 있다. 계획자는 실행되고 완료되기 위해 필요한 시간의 관계에 따라 시행되는 활동의 종류를 고려해야만 한다. 활동과 실행을 기반으로 일간, 주간, 월간에 따라 독립된 시간표는 개발될 수 있다. 계획자가 일정표를 주 단위 혹은 월 단위를 기본으로 할지 선택하는 것은 가장 흔한 일이다. 그러나, 계획자가 월 단위의 일정표와 마찬가지로 주 단위의 일정표를 작성하는 것(만양 유용하고 적합하다면)을 고려할 수 있다. 단기간 (일간) 또는 장기간 (연간) 일정표는 경우에 따라서 보조금 순환 추적, 주요 시설 개관 또는 전체적 전략 계획과 같은 것에 또한 유용할 수 있다.

　일정표는 지침이고 유연하며 변경할 수 있어야 한다. 계획자는 각 활동에 대한 기대 예상 시간을 정확하게 예측하기 위해 최선을 다해야 한다. 일의 진전에 따라 기간은 변경된다. 계획은 항상 그들이 해야 하는 대로 되지는 않는다; 그러므로, 일정표는 더 실제적인 기간(시간틀)에 맞추기 위해 재검토와 변경이 필요하다. 시간 조건이 포함된 목적을 작성할 때, 기간 또는 기대 시간이 지나치게 억제되고, 제한되거나 불합리한지를 많은 주의를 기울여 확인한다.

일정표 만들기

일정표는 주로 막대그래프의 개량형으로 제시되고, 다양한 시간적 요소에 관하여 활동의 그림을 이용한 묘사가 제공된다; 각각의 활동이 얼마나 지속될 것인가, 언제 활동이 시작되어야 하는가, 언제 끝나야 하는가, 프로젝트 내내 활동이 계속 진행될 것인가 아닌가를 나타낸다.

학습 확인 질문

□ 활동은 언제 시작되어야 하는가?

□ 활동이 완료되기까지 얼마나 걸리는 가; 활동을 얼마동안 하는가?

□ 활동이 언제 끝나야만 하는가? ("해야만 한다"를 써넣은 것은, 예측들이 항상 만들기 쉬운 것은 아니고 일정표가 유동적이어야 하기 때문이다.)

일정표의 가장 대단한 가치 세 가지는 계획과정에 덧붙여졌다: (1) 그들은 계획자에 모든 중요한 활동의 목록을 야기한다, (2) 그들은 계획자에게 각 활동을 수행하는 데에 확실한 기간을 요구한다, 그리고 (3) 계획자는 행사와 활동의 발생에 관한 순서를 결정해야만 한다.

일정표와 실행을 위한 활동의 우선순위 결정

계획 직원의 첫 번째 일 중에 하나는 실행에 영향을 미치는 제약과 활동 등을 규정하는 것이다. 긍정적이고 부정적인 사안과 요인들을 고려하고, 각 활동을 시행하는데 필요한 시간의 길이에 대한 어떤 제약도 고려한다. 계획자는 또한 다양한 시간 관점을 고려하거나 하나의 사건을 간과하거나 하나의 지역 또는 활동을 너무 강조하지 않도록 한다. 수정사항들은 계획목표 성취를 위한 각 활동의 기간에 관하여 만들어 진다. 모든 요소들 −예산, 구성 노력, 과학적 이해, 고용 및 직원 채용, 장비 구매와 공급, 허가, 규제 문제, 관리자 승인, 자금 원천, 정부 기관의 승인 등− 을 고려하는 것이 필요하다. 일반적 상식, 명확하고 분명한 관측과 예정된 기준은 일정표 활동의 우선순위 결정을 위해 사용되어야만 한다.

　고려될 필요가 있는 기준은 성취하기 위해 다른 것보다 더 많은 시간을 필요로 하는 목표인지 아닌지 하는 것이다. 만약 시간이 혼자서 우선순위 결정을 위한 기준으로 사용된다면 아마 결과는 우선순위 시행에 부정확한 결정이 될 것이다. 프로젝트 시행에는 많은 시간적 제한이 있다. 예를 들어, 계획자가 노인을 위한 외래환자 병원을 열기로 했을 때 그 또는 그녀는 소방국장의 점검과 승인이 완료될 때 까지 옮길 수 없을 것이다. 일정표의 완성을 결정하는 것은 얼마나 빠르게 가구를 움직이고 그럴 수 있는지가 아니라 얼마나 빨리 당면한 규정을 준수하느냐 일 것이다. 예를들어 소방관이 얼마나 빨리 시설 점검을 하고 승인을 주는가 하는 것이다.

일정표 작성

일정표에 필수적인 기초사항

　아래의 사항들은 그들의 보고 방식에 개의치 않고 모든 일정표에 포함되어야만 한다:

- 그림이나 도표를 이용한 형식을 사용한다.
- 개최되고 완료되는 각각의 모든 주요 활동과 기간을 열거한다. 즉 나타낼 수 있는 시간의 연속체를 제공한다. 즉, 날(days), 주(weeks), 달(months) 또는 해(years)
- 일정표를 정하고 어느 정도 활동이 정확한 시간에 위치해 차트에 쉽게 나타날 수 있도록 한다.

　몇몇 접근들은 단기간과 장기간의 계획 기간을 결정하기 위해 개발되어 왔다. 간단한 일정표들은 계획과 프로그램 개발의 바탕이고 종종 새로운 프로젝트의 시행과 계획을 도우기 위해 사용되어 왔다. 형식을 갖춘 최초의 일정표 체계 중 하나는 Gantt 차트였다.

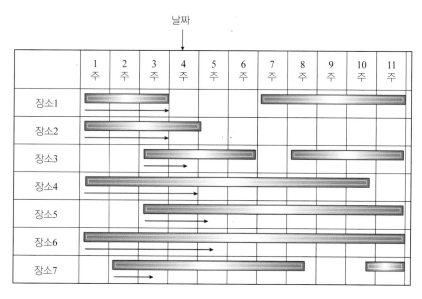

날짜

	1 주	2 주	3 주	4 주	5 주	6 주	7 주	8 주	9 주	10 주	11 주
장소1											
장소2											
장소3											
장소4											
장소5											
장소6											
장소7											

■■■■■ = 계획된 활동

———→ = 완료된 활동

그림 8.2 Gantt 차트—노인 은퇴 시설을 위한 건강 증진 프로그램 관리

Gantt 차트

그림 8.2에서 볼 수 있듯이 효과적인 시간 계획은 확실한 일 또는 활동을 하는 기간 결정을 돕는 것으로 증명된다. 차트의 왼쪽 줄은 개별의 단계 또는 활동을 대표한다. 시간표는 위에 가로질러 있는 각각의 시간, 날 또는 주와 같은 적합한 시간 구성단위로 세분된다. Gantt 차트는 행동을 기본으로 한다—실행, 계획 준비 또는 시행이 된 것. 수평으로 그어진 커다란 선은 일을 완료하기 위해 각 사람, 프로젝트 또는 활동에 필요한 시간의 양을 보여준다. 일이 진행될수록 더 얇은 선은 더 두꺼운 선 옆에 그려진다. 더 얇은 선은 실제 진행을 보여준다: 프로젝트가 얼마나 멀리까지 왔고 일이 완료되었는가; 어느 정도, 얼마만큼 성취했는가. 화살표 형식의 세로 표시는 최근 날짜를 나타낸다.

관리자나 계획자는 주마다 차트를 갱신한다. 만약 차트가 계속 최근 것을 유지한다면, 관리자나 계획자는 프로젝트의 진행상황을 한눈에 볼 수 있다. 만약 프로젝트가 일정보다 빨리, 예정대로, 또는 일정보다 늦게 진행된다면 관리자는 차트를 빠르게 잠깐 보는 것만으로 그것을 알 수 있다.

　Gantt 차트는 아주 조금 또는 관계가 없거나 상호의존적인 프로젝트 또는 활동들 간에 유용하다. 만약 활동이 다른 활동과 관계가 없다면 관리자는 프로젝트의 다른 부분 또는 단계의 관계가 얼마나 잘 되어있는지 말해줄 수 있다. 만약 활동이 연결되어 있거나 다른 활동에 의존한다면 관리자는 정시에 이것을 할 것인지 연기할 것인지 파악할 수 있다. 다른 많은 활동들이 하나의 프로젝트를 위해 지휘될 때 몇몇 Gantt 차트들은 개발될 수 있다—각 활동을 위한 하나의 차트가 개발될 수 있다. 이것은 서로 다양한 활동을 조직화하고 과정을 검토하는 것과 비교될 수 있다.

PERT 차트

　PERT 차트는 일정표 계획 도구로써 사용될 수 있다.(그림 8.3 참조) Gantt 차트는 얼마 동안 계획도구로 사용되어 왔다. PERT 차트는 다른 일정표 접근과 같은 관점으로 많은 일정표에 접근했다. 즉, 차트는 반드시 프로젝트 또는 프로그램의 실행을 완료하게 하는 데에 필요한 활동의 순서를 보여주는 도표로 구성된다.

　PERT 차트는 군대, 항공우주 산업, 주요 하이테크 기업에 사용되는 만큼 계획자들에 의해 건강 증진, 사회 또는 건강관리 서비스에 잘 이용되지 않는다. PERT 차트가 건강과 사회 서비스 계획자들에게 잘 이용되지 않는 이유는 복잡성 때문이다—거기에는 특별한 용어와 상징의 목록과 정확한 양의 정량 분석이 있다.

　PERT 차트 전체가 공학 유형의 독립체들에 의해 필요로 되어지는 특수한 수준 때문에 더욱 양적인 부분에 해당한다.

　여기서 보여지듯이, PERT 차트 일정표는 매우 기본적이고 수정된 접근법을 갖는; 이것은 다른 기술주도 산업과 공학에서 사용되는 것과 비교하여 간소화된 형식이다. 계획자는 프로젝트의 요구와 계획자에게 편안한 수준의 양적인 접근을 기반으로 하여 개발을 격려하고 계획 요구에 부응하는 기본 차트를 확장하고 최대치의 능력을 사용한다.

PERT 차트 작성 및 사용을 위한 규칙

- 기간은 왼쪽에서 오른쪽으로 움직인다.
- 숫자가 붙은 원은 사건(events)이라고 불린다.

- 사건은 몇몇 활동이 완료된 특정한 때이다.
- 화살표는 연결된 사건과 반드시 수행되기 위해서는 사건이 일어나야만 하는 활동이다.
- 사건은 완료된 사건이 사전 준비가 되고 모든 일이 연결되기 까지는 일어나지 않는다.
- 일련된 사건은 기간의 처음부터 끝까지 화살표와 연결되고 길(paths)이라고 불린다.(그림 8.3과 표 8.1을 참조)

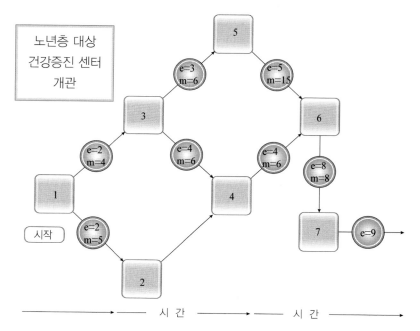

그림 8.3A 활동 시간표

e = 완료 기대 시간
m = 활동 완료 최대 주수

활 동	e	m
1 = 사무실 및 진료소 대여	2주	4주
2 = 사무집기 구입	2주	5주
3 = 직원 및 상담사 고용	3주	6주
4 = 검사실과 진료소 준비	4주	6주
5 = 마케팅 활동 시작	5주	15주
6 = 공개일	8주	8주
7 = 수혜 환자들에게 진료 시작	2주	

표 8.3 기본 PERT 차트

PERT 차트는 두 파트를 가진다.

Part 1. 그림 8.3에서 볼 수 있듯이, 원은 사건(events)이고 화살표는 활동(activities)이다. PERT 차트를 사용하면(그림 8.3 참조) 당신은 언제나 #1에서 시작한다. 차트는 사건 #2가 일어나기 전에 활동 #1을 완료해야만 한다는 것을 보여준다. 사건 #6이 일어나기 전에 활동 #4를 완료해야만 하는 것 등을 일정표는 활동의 다음 표와 완료 시간에 의해 출발하고 결정된다. (그림 8.3A를 참조). 표의 활동들은 계획자를 PERT 차트를 지나 종료 날짜로 이끈다. 종료 날짜는 계획과정의 처음에 결정되는 것이 필요하다.

Part 2. PERT 차트를 사용하면, 프로젝트를 제시간에 마칠 수 있다. 한가지 필요한 것은 프로젝트의 종료 또는 예상된 마지막 날짜를 알아야 한다. 시작 날짜는 "e" (e = 가장 빠른 시작 추정 시간). 각 활동(화살표)은 각각 보여질 때마다 시각을 가질 수 있다.(m = 사건이 시작될 수 있는 가장 늦은 날짜) 그러므로 차트로의 간단한 접근은 "e" 시간과 "m" 시간을 갖고 몇몇 시각 유연성을 허락한다.(그림 8.3 참조)

가장 단순한 형태의 PERT 차트는 위의 정보에 사용될 수 있다. 항공우주 산업, 제조업, 하이테크 산업에 사용되지만 PERT 차트는 복잡한 수준의 분석을 보조하기 위한 수식을 포함한다. 이 책은 그 레벨의 PERT 차트 작성까지 나가지는 않는다. 계획자는 더 높은 수준의 정보를 필요로 해야만 하고 PERT 차트 작성의 사용은 많은 관리 및 계획 교과서에서 찾을 수 있어야 하며 찾아내어져야만 한다.

일정표

Gantt 차트와 PERT 차트는 복잡성 때문에 자주 사용이 꺼려진다. 만약 그들이 가득 채워 작성했다면 PERT 차트는 면밀하고 구체적인 세부사항을 제공한다. 하지만 대부분의 계획자들은 그 정도 복잡한 챠트가 필요하다고 느끼지 못한다. 다른 이들은 만약 PERT 차트를 사용하면 그들이 프로젝트를 하는 것보다 계획자들이 차트를 개발하고 관리하는 것에 더 시간을 쏟을 것이라고 믿는다. 즉, PERT 차트는 계획, 프로그램 개발, 시행 그리고 평가 보다 차트를 만드는 활동에 더 노력을 쏟게 되는 집중을 방해하는 것이 될 것이다.

몇몇 일정표들은 일반적으로 간단한 구성과 쉬운 이해에 사용된다. 간단한 일정표의 많은 부분은 프로젝트들 대부분의 요구로 채워질 수 있다. 일정표 구성에 기본적인 것들은 다음과 같다:

1. 활동 목록;

2. 어떤 활동이 가장 먼저 행해져야 하는지 확인;

3. 각 활동이 얼마나 걸릴지 결정(그 기간도 함께);

4. 각각의 모든 활동들이 언제 시작할지 결정;

5. 언제 활동을 끝내야만 할지, 반복할지, 그대로 둘지 결정;

6. 어떤 종류의 기간(즉, 주, 달, 해)을 사용할지 확정;

7. 하나부터 열까지 그림 형식에 항목들을 어떻게 집어넣을지 결정하면 그들이 프로젝트가 일정보다 빨리, 예정대로, 또는 일정보다 늦게 되는지 아닌지를 보기 위해 연구, 개관하고 전망할 수 있다.

표 8.4는 집단을 위한 영양 프로그램 계획에 사용되는 일정표를 보여준다. 이 예시는 단기간의 차트 맨 위쪽에 항목들이 위치하고 각 활동에 다른 유형의 막대 형식을 사용하여 활동 목록이 적혀있음을 보여준다.

캘리포니아주 - 보건복지 기관
계약(서) NO. _____

_____ (기관 이름)
_____ (프로젝트 제목)
_____ (프로젝트 기간)

프로젝트 업무 계획
내쪽 자치주 보건 시스템 기관
내쪽 자치주 고혈압 컨트롤 프로그램
- 까지

보건서비스 부서
증가물
Page 3/11

계약자는 다음과 같은 결과 목표와 활동을 달성함으로써, 프로젝트 목표를 달성하는 방향으로 작동한다. 이것은 세부적인 활동을 수행하고 "프로젝트 업무 계획-평가 계획" 양식을 사용하여 결과를 평가함으로써 행해질 것이다.

목표 진술 :

측정가능한 결과 목표	구현 활동	활동 타임라인 회계연도		
		FY 1987/88	FY 1988/89	FY 1989/90
3년 말에 TC 프로그램은 적어도 1년, 최소한 12교회, 그리고 San Bernardino, Redlands 그리고 검변의 coachella 계곡에 있는 지역의 주요한 위치나 근접한 위치에 있는 4지역사회 지역에서(공공 및 민간구역수행할 것이다. 3년 말에 BP판독과 추적을 지속하는 것이 한부문이 될 것이며. 적어도 팔년 동안 독립적인 프로그램이 될 것이다.	활동 B : TAKE CHARGR PROGRAM을 위한 교회지역과 지역사회의 발달. 1. 검토 구역에서의 선택을 결정하기 위한 기준을 개발하라. 필요하다면 개정하라. 2. 필요하다면 회계연도(FY3)에 새로운 장소를 모집하고, 회계연도1(FY2)에 적어도 6개 교회와 2개의 지역 사회지역을 설립하라. 3. 회계연도I(FY1)3분기 내에 제도화의 검사 및 추적프로그램 관하여 자료 및 프로토콜을 개발하라. 필요하다면 개정하라. 4. 프로토콜, 실행가능성을 위해 유지를 결정하기 위해 각각의 회계연도(FY)의 4분기. 독립직(제도화된) 프로그램 상태의 장소를 검토하라.	1Q 2Q / 1Q 3Q / 4Q	1Q / 4Q	4Q / 4Q / 4Q / 4Q

그림 8.9 고혈압 통제 프로그램에 관한 일정표 예
출처:Pages reset from an actual Project Workplan of the Inland Counties Health System Agency, Riverside, California, 1987. Used with permission.

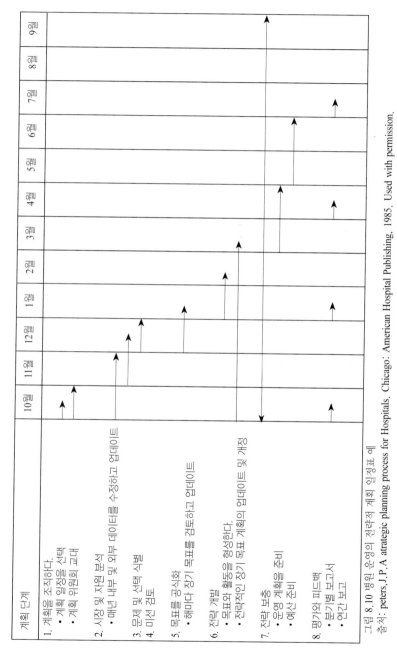

계획 단계	10월	11월	12월	1월	2월	3월	4월	5월	6월	7월	8월	9월
1. 계획을 조직한다. • 계획 일정을 선택 • 계획 위원회 교대												
2. 시장 및 자원 분석 • 매년 내부 및 외부 데이터를 수정하고 업데이트												
3. 문제 및 선택 식별												
4. 미션 검토												
5. 목표를 공식화 • 해마다 장기 목표를 검토하고 업데이트												
6. 전략 개발 • 목표와 활동을 형성한다. • 전략적인 장기 목표 계획의 업데이트 및 개정												
7. 전략 보증 • 운영 계획을 준비 • 예산 준비												
8. 평가와 피드백 • 분기별 보고서 • 연간 보고												

그림 8.10 병원 운영의 전략적 계획 일정표 예
출처: peters, J.P. A atrategic planning process for Hospitals. Chicago: American Hospital Publishing, 1985. Used with permission.

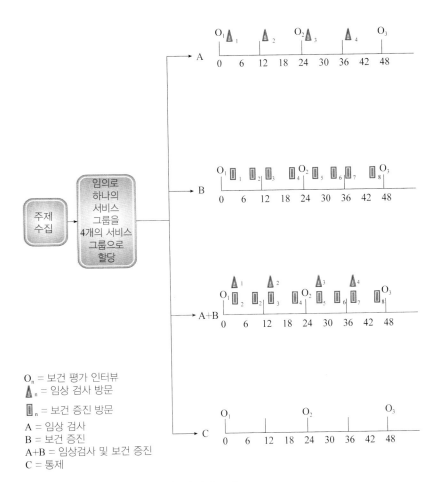

O_n = 보건 평가 인터뷰
$\triangle_n$ = 임상 검사 방문
$\blacksquare_n$ = 보건 증진 방문
A = 임상 검사
B = 보건 증진
A+B = 임상검사 및 보건 증진
C = 통제

그림 8.11 의학 예방 서비스 프로젝트의 일정표 예
출처: From "Implementing Medicare Preventative Health Services Demonstration For the Elderly."
J.P.Morrissey. A.M.Jackman, and J.K.Norburn of the Dept. of social Medicine and the center for
Heath Services Rescarch. University of North Carolina at Chapel Hill(conference report). Used with
pernission.

참고문헌

1. Bloch, A. Murphy"s Law and Other Reasons Why Things Go Wrong. Los Angeles: Price/Stern/Sloan, 1977.

2. Digan, M. B. and Carr, P. A. Introduction to Program Planning: A Basic Text for Community Health Education. Philadelphia: Lea & Febiger, 1981.

3. Spiegel, A.D. and Hyman, H. H. Basic Health Planning Methods. Rockville, MD: Aspen Publishing, 1978.

4. Brickner, W.H. and Cope, D. M. The Planning Process. Cambridge, MA: Winthrop Publishers, 1977.

5. Nutt, P. C. Planning Methods for Health and Related Organizations. New York: Wiley, 1984.

제 9 장

프로그램, 서비스 그리고 프로젝트 실행 : 계획을 활동으로 옮겨라

PAROUZZI 원리

좋지 않은 시작은, 기하급수적인 비율로 증가할 것이다.

기업 계획의 첫 번째 법칙

변화되는 어떤 것은 변화할 어떤 것들이 남아있지 않을 때까지 변화된다.

시현의 법칙

숨겨진 결함은 절대 숨겨진 상태로 남아있지 않는다.

단원 목표

9장의 주요 목적은 :

1. 실행을 정의하고 설명한다.
2. 실행 과정에 관하여 어떻게 진행할 지와 실행 계획의 중요성에 대해 이해한다.
3. 누가, 무엇을, 왜, 언제, 어디서, 그리고 어떻게 질문들을 고심함으로써 마지막 준비의 중요한 부분을 설명한다.
4. 마케팅, 지역사회 교육, 그리고 장소 개방 같은 기본적 구동 문제들을 검토한다.
5. 프로젝트를 시작할 때 행해지는 일반적인 활동들을 제시한다.
6. 실행에 있어 장애물을 제시한다.
7. 첫 단계에서 어떻게 새로운 프로젝트를 공개하고 어떻게 업무 흐름을 관리할 것인지 묘사한다.
8. 실행을 위한 계획 질문을 제시하다.

9단계

프로젝트의 실행

- 마지막 준비, 그리고 계획 마케팅, 지역사회 교육, 장소개방, 기타 등등을 만들어라.
- 모든 장비, 서비스, 설비시설, 면허를 확실히 하고 허가를 받도록 해라.
- 프로젝트나 서비스를 공개하라.

실행(implementation) 정의

실행(implementation)에 대한 동의 용어는 이행(fulfill), 실행(perform), 수행(execute)이 있다. 실행은 계획과정을 이행하고 프로젝트의 수행 설정과 관리를 달성하기 위하여 프로젝트, 서비스 또는 프로그램을 이행하는 과정이다.

일단 계획 모델의 1단계에서 8단계까지 완성되면, 계획을 수행할 때이다. 계획과정을 이행하는 것은 행정업무가 이행되고 영향이 큰 방향으로의 계획을 설정할 때이다. 허가를 받고 자본이 할당되어지고 나면, 그리고 모든 다른 행정적 제재가 가동될 준비가 되어있으면, 실행(implementation) 단계가 시행되어 진다. 간단하게 말해, 계획자는 계획된 것을 행할 자원, 물질 그리고 방법들을 활용할 준비가 되어 있다. 요구 평가로서 결정되어진 요구들을 관리할 때이다.

실행(implementation) 계획

이 단계가 시작되면, 실행을 위한 각각의 계획은 모든 프로젝트를 위해 요구되어진다. 실행 계획은 각각의 프로젝트에 대하여 유일무이 해야 한다. 지역 보건 교육 프로젝트가 활동의 확실한 설정과 그것의 실행을 위한 계획이 확실할 것이다. 그 계획은 연장자를 위한 건강보험 카운슬링 프로그램을 필요로 하는 것과 다를 것이다. 실행(implementation) 계획은 프로젝트를 달성하기 위해 조직이 배치하는 권장의 과정이다. 계획 실행은 옹호와 재정적 및 기술적 지원을 포함한 방법의 결합을 활용한다.

실행은 계획 과정에서 가장 중요한 부분이다; 실현되지 않은 계획은 전혀 계획되어진 것이 아니다. 비록 실행이 계획 모델의 마지막 방향으로의 다음 단계여도, 조직의 행정 관리자는 계획의 초기 논의에서 실행에 대해 생각하는 것을 시작해야 한다.

행정부에서 계획을 승인할 때, 그들은 또한 그것을 시행하는 것을 계획해야 한다. (표 9.1 참조)

계획자는 계획에 대한 승인이 실행의 승인임을 가정해야 한다. 왜 바라던 결과를 성취하기 위해 활동되어지지 않은 실행에 관한 계획을 개발하는데 시간과 노력을 낭비할까? 만약 프로젝트가 효과적으로 시행되지 않는다면, 이는 실행을 지연시키도록 하는 것이 최상의 방법일 것이다.

조직적인 변화와 프로젝트 실행(implementation)

변화를 싫어하는 것은 인간의 본성인 근본적인 것처럼 보인다. 변화는 일상을 방해하고 스트레스의 원인이라 할 수 있다. 그러므로 조직적인 변화와 새로운 프로젝트 실행으로 인해 영향을 받은 그것의 결과는 고려되어져야 한다. 정보와 대화를 통해 변화 때문에 스트레스 영향을 줄일 수 있다. 관리와 계획은 반드시 대화를 통해 이루어져야 하며, 그것이 연루된, 어떻게 실행 과정이 달성되어져야 하는지, 각각의 개인이 기대하는 것은 무엇인지, 그리고 어떻게 변화가 차지하는지를 명확히 해야 한다. 모든 근로자 수준과의 능률적이고 효과적인 대화는 스트레스를 감소시키고, 지지를 이끌어내고, 프로젝트 수행에 의해 원인이 되는 변화의 부정적인 효과를 감소시킨다.

표 9.1 실행 계획의 개발

---

1. 명백하게 진술하고 임무와 활동들을 할당하라; 누가 누구를 위해 무엇을 할 것인지.

2. 어떤 이에게 각각의 활동에 대하여 전적인 책임을 할당하고 그 사람이 각각의 다른 직무를 수행하는 모든 사람과 함께 조직화하는 것을 보장해라.

3. 각각의 활동을 하는 것을 우선순위로 두고 모든 준비되어 있는 단계 쪽으로 명백하게 설정하라.

4. 그들이 반드시 발생하는 단계를 리스트화하라. 이는 일정표 개발과 유사하다.

5. 데이터를 체크하고, 시간 형식 그리고 적절한 양의 시간을 보장하는 일정표를 각각의 상, 활동, 단계에서 허가해야 한다.

6. 언제 또는 어떻게 각각의 단계가 시작하고 끝내야 하는지를 결정해라.

7. 질적인 프로그램이 실행되고 있다는 것을 보장하기 위해서 평가과정과 일정표를 효율적으로 사용하라.

8. 새로운 프로젝트 또는 실행과정의 어떠한 활동의 실행에 영향을 끼친 어떤 조직을 고려하고 동격화하라.

9. 자원, 장비, 자료에서 무엇이 요구되는지 구체화하고 각각의 소스에서도 또한 구체화하라.

10. 제한 또는 장애에서 무엇을 고심해야 하는지를 구체화하라.

11. 연관된 모든 사람들이 명백하게 그들이 기대하는 것이 무엇인지 알아내야 하며, 그들이 일정표를 이해했는지도 알아내라.

12. 보고하는 시스템을 설정해라 그러면 특정 단계 또는 활동에 대한 책임을 지고 있는 관리자는 (프로젝트의) 진척, 요구, 그리고 각각 자신이 해결할 수 없는 문제를 논의할 수 있다.

출처: Adapted from National Heart, Lung and Blood Institute's Handbook for Improving High Blood Pressure Control in the Community.

실행 전략의 발달

나에게는 여섯 명의 정직한 하인이 있네

(그들은 내가 아는 모든 것을 나에게 가르쳤지)

그들의 이름은 무엇, 왜, 언제,

어떻게, 어디서 그리고 누구라네

나는 그들을 육지와 바다로 보냈네

나는 그들을 동쪽과 서쪽으로 보냈네

하지만 그들이 나를 위해 일을 마친 후에는,

나는 그들 모두에게 휴식을 주지

"코끼리 아이"

by. J.Rudyard kipling

프로젝트 실행이 순조롭게 가기 위해서는 적절한 개인에게 적절한 임무를 할당하고 결정하는 것이 중요하다.

학습 확인 질문

□ 누가 어떤 임무를 수행할 것인가?

□ 어떤 임무와 활동이 수행되어져야 하는가?

□ 언제 그리고 누구에 의해 특정 임무들이 시작되고 완료되어야 하는가?

□ 적절한 사람에게 책임이 할당되었는가?

□ 활동과 임무들은 어떻게 성취되는가?

□ 왜 그 활동들이 완성되어야 하며 필요한가?

□ 누가 무엇을 누구를 위해 하는가?

□ 어떤 순서로 그리고 언제 활동들이 완료되는가?

□ 어떤 자원들이 언제 사용될 것인가?

실행 계획은 모든 활동 영역에 반응이 있을 것이라고 상정한다. 자원, 재료, 그리고 인력이 프로젝트에 투입되면 반드시 결과가 있어야 한다. J.Rudyard Kipling의 동료들은 계획을 광범위하게 사용했다. 널리 쓰이는 아홉 가지 요소가 포함되어 있는

목록은 활동 수행 계획에 사용된다. 그 요소들은 :

- 왜 – 달성될 목표의 효과
- 무엇을 – 목표 성취를 위해 필요한 활동들
- 누가 – 각각의 활동을 책임질 사람들
- 언제 – 활동들의 시간순서와 프로젝트 수행 활동이나 기관의 일에 따른 기간
- 어떻게 – 사용될 재료, 장비, 기술, 도구, 방법, 방송, 접근, 활동의 흐름(환자), 또는 기법
- 어디서 – 어떤 활동을 어떤 장소에서 개최할 것인가 – 지역사회 안에서, 건강 증진 지역, 시설, 사무소, 클리닉, 센터에서?
- 비용 – 재료, 인력, 시설, 그리고 시간의 지출 측정
- 피드백 – 만약 활동들이 예정대로 수행되거나 조정이 필요하다면 언제 그리고 어떻게 말할 것인가?; 일정표를 사용
- 평가 – 과정, 진행, 효율성, 효과성, 질, 자원의 질, 목적과 목표 성취, 표적 집단에 대한 효과, 단기 결과, 장기 결과에 대한 사정

평가지(Worksheets) 수행

기획자와 행정부에 의해 체크리스트와 해야 할 것들을 나열한 평가지가 사용된다면 프로젝트나 프로그램의 성공적 수행이 더 확실해질 것이다. 기획자와 행정부는 따라야 할 명쾌한 경로와 수행할 활동들의 명쾌한 목록을 가지고 있을 필요가 있다. 기획자가 완료되어야 할 것과 성공이 현실화될 시기를 설명할 수 있을수록 문제점은 적어진다. 평가지 체크리스트 같은 기획 도구들을 사용하는데 실패하면 문제점은 당연히 발생한다.—근시안적 결정, 잘못된 결정, 자원의 낭비, 그리고 불필요한 지연

계획 바퀴(Planning Wheel)는 계획단계에 사용되어 온 체크리스트 형식 중 하나이다.(그림 9.1 참조) 계획 바퀴(Planning Wheel)의 장점은 이것이 프로젝트를 조각조각 파이를 나누듯이 실행가능한 단위로 쪼개준다는 것이다; 이것이 유사한 타당성을 가진 단위로 과업과 활동을 조직하는 첫 번째 단계이다. 계획 바퀴(Planning Wheel)는 구체성과 세밀함은 결여되어 있지만 일반적으로 사용되고

있다. 여기에 수행되어야 할 실제적 활동은 나타나지 않는다. 그러므로 개발 활동과 더불어 체크리스트를 만드는데 추가의 노력이 필요하다. 활동 평가지가 여기에 실용적이다.(그림 9.2 참조)

평가지는 프로젝트 평가에 있어 각각의 주요 활동과 단계를 위해 개발되고 준비되고 관리될 수 있다. 만약 프로젝트에 다섯 가지의 단계가 있다면 다섯 가지의 서로 다른 평가지가 전체적인 평가를 위해 준비될 것이다. 만약 각각의 단계에 서로 다른 관리자가 배정되어 있다면, 관리자나 책임자 또한 평가지 상단에 기입되어야 한다. 각각의 책임자 역시 그들의 체크리스트와 평가지를 만들 필요가 있다.

인력 기획

프로그램이 성공적이려면 좋은 사람이 있어야 한다. 따라서 자격이 충분한 인력을 선택하고/하거나 고용하는 것이 반드시 평가 첫 단계에 포함되어야 한다. 다른 자격을 갖춘 사람을 새로 고용하는 대신, 프로젝트를 이끌어 갈 행정부에 친숙한 사람을 고르는 것이 언제나 한결 쉽다.

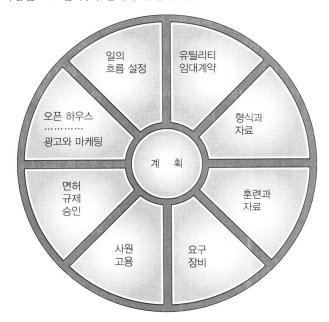

그림 9.1 계획 바퀴-실행 체크리스트

만약 보건교육 프로젝트라면 자격이 갖추어지고 공식적으로 준비된 보건교육사가 반드시 고용되어야 한다. 보건교육 담당에 사회복지사나 간호사를 투입하는 것이 더 편리할지도 모르지만 이는 교육의 질이나 성공을 보장하지는 못할 것이다. 의학 분야는 면허 법으로 보호되고 있지만 이런 보호는 보건교육사나 보건행정사와 같은 면허가 없는 인력에 취약하다. 의학 영역에서는 오직 적절한 자격을 갖춘 인력만이 자리를 채워야 한다. 이런 개념은 다른 모든 영역에도 적용된다. ─적절한 자격을 갖춘 인력이 자리를 채워야 하는 것

프로젝트 평가에 얼마나 많은 사람들이 필요할까? 왜냐하면 의학 분야에 지원하기 위한 어떤 승인 요건들, 지침들은 종종 직원의 수준을 설정하며 반드시 따라야만 하기 때문이다. 규제를 받지 않는 영역에서는 현실적인 인력 결정이 행사될 필요가 있다. 너무 많은 사람들을 고용하는 것은 자원의 낭비이다; 그들은 실제로 방해가 된다. 그러나 너무 적은 것은 프로젝트의 실패를 확실하게 한다. 그러므로 인력은 현실적으로 효과적으로 결정되어야 할 필요가 있다. 인력 기획 평가지는 과정에서 도움이 될 수 있다.(그림 9.3 참조)

실행을 위한 활동 평가지		
활동 : 초점과 핵심 화제:		
구체적인 활동과 임무를 나열하라		
담당자(Who)	업무(What)	기간/마감(When)
1.		
2.		
3.		
4.		
5.		
6.		
7.		
8.		
9.		
10.		
11.		
12.		
13.		
14.		
15		

그림 9.2 프로젝트 실행을 위한 활동 평가지 예시

인력 계획 평가지			
활동 : 요구된 개인, 요구된 사람의 수, 그리고 언제 했는지를(무슨 날짜에) 구체적인 활동들을 나열하라.			
활동	개인 유형	수	날짜
1.			
2.			
3.			
4.			
5.			
6.			
7.			
8.			
9.			
10.			
11.			
12.			
13.			
14.			
15			

그림 9.3 인력 계획 평가지 예시

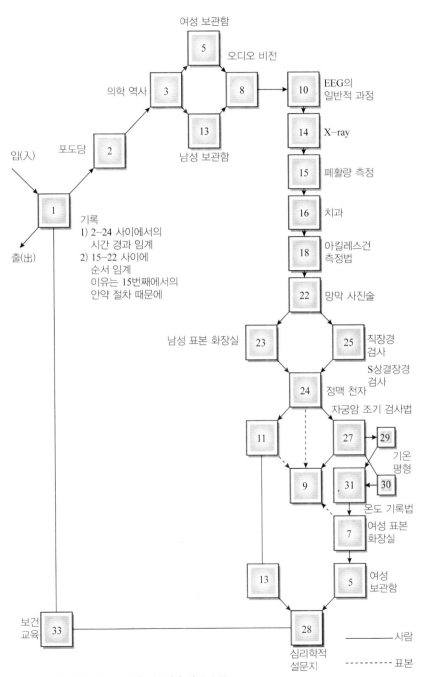

그림 9.4 건강증진 선별 프로젝트를 위한 업무 흐름

출처: From Guidelines for Functional Programming, Equipping and Designing Hospital Outpatient and Emergency Activities. Washington, DC: Health Resources Administration for the U.S. Department of Health, Education and Welfare, 1977.

그림 9.4에 보여지는 흐름도 기법의 사용이 인력 요구 결정에 있어 프로젝트를 도울 수 있다.

연방 건강 자원과 서비스 행정부는 Community Progress Scale이라 불리는 지역사회에 다가가고 지역사회의 차이를 없애는 단계들의 일체를 설정했다. 규모는 아래에 나타난 열 단계를 가지고 있다.

단계	표현
1. 지역사회와 진전될 준비를 위해 촉매 단계를 개발한다.	지역사회 단체를 소집할 준비를 하면서 촉매가 나타난다.
2. 지역사회의 대화는 지역사회 단체의 이야기와 함께 발생한다.	지역사회 단체들이 어떻게 접근성을 높이고 차별성을 낮추는지 이야기한다.
3. 지역사회 옹호자들의 헌신	지역사회는 공개적으로 100% 접근성과 0% 건강 격차의 비전을 약속한다.
4. 지역사회는 그들어 원하는 결과를 분명히 선언한다.	지역사회는 만들어졌으면 하는 접근성과 제거되었으면 하는 격차를 분명히 말한다.
5. 지역사회 지도자 그룹은 지역사회의 자산을 조정한다.	지역사회 활동가들은 접근성을 높이고 격차를 줄이기 위해 현존하는 자원을 조정한다.
6. 지역사회 내에 1차 의료 시스템을 구축한다.	지역사회는 필요한 보건의료서비스 전달체계를 구축한다.
7. 격차를 제거하고 지역사회를 개발하면서 결과물이 보인다.	지역사회는 향상된 접근성과 감소된 격차와 함께 결과물을 만들어 낸다.
8. 공식 축전과 개방 장소가 지어진다. 신문과 방송을 위해 뉴스 회의를 개최한다.	공적이 공식적으로 발표되고 기념된다.
9. 지속적인 질 향상을 위한 프로그램이 개발된다.	지역사회는 지속적인 과정을 가늠하고 지역사회 보건 향상을 지속시킨다.
10. 목적은 성취되며 기준점이 되어준다.	지역사회는 접근성 강화와 격차 감소의 성공을 선언한다. 기준이 성립된다.

평가의 장애물들

계획은 프로그램 개발의 가장 쉬운 부분이다. 준비되고 잘 작동되는 프로그램을 추측하고 상상하는 일은 비교적 간단하다. 그러나 현실에서는 프로그램 개발이 언제나 쉽게 진행되지는 않는다. 행정부와 잠재적 서비스 수혜자들은 프로그램을 실제로 진행하기 위해 시간, 에너지, 공간, 돈, 인력, 자원을 투입해야 할 시간이 오기 전까지는 매우 열정적이다. 그러므로 어떤 프로젝트의 평가이건 가장 주요한 장애물은 행정부의 헌신이다.

표 9.2 평가 과정에서 가능한 장애물들

- 질이 낮거나 부족한 요구사정으로 인한 잠재적 참가자들의 흥미 부족. 왜냐하면 요구사정은 반드시 이런 문제점을 밝혀내야만 한다.
- 부족한 의사소통으로 종종 발생하는 행정부, 참가자, 직원, 이사회, 혹은 지역사회 단체의 이해 부족
- 재정 급여 시스템, 환불, 혹은 지지의 부족
- 질적 서비스의 부족
- 불충분한 양의 서비스
- 서비스 접근성의 부족.
- 서비스의 존재여부에 대한 불충분한 의사소통 : 적거나 없는 홍보 혹은 질 낮은 홍보
- 받아들일 수 없는 서비스나 서비스에 대한 불만족
- 숙련되지 않거나 자격이 불충분한 인력을 배치
- 평가와 프로젝트의 첫 단계에 대한 관리 부족
- 계획과 평가 단계에서 발생하는 변화들에 대한 조정 부족
- 교통수단의 제한적 접근이나 가능한 접근이 없는 경우
- 법과 법적인 문제들이 확실히 처리되지 않음
- 고려되거나 중요시되지 않은 문화, 민족, 인종 문제들
- 효과적 정책과 과정의 개발 부족
- 부적당하거나 불충분한 인력, 장비, 시설 등
- 알려진 계획 기법들을 효율적, 효과적으로 사용하는데 실패
- 비인가 지역에 질 낮고 부적절하게 훈련되었거나 교육받은 인력을 고용하거나 선택함. 즉, 보건교육사, 보건행정사, 사회복지사 등등

각각의 프로젝트는 평가에 대한 고유의 제한, 장애 그리고 장애물을 가지고 있다.(표 9.2 참조) 따라서, 구체적인 계획에 가능한 모든 장애물의 목록을 나타내려면 계획자는 거의 불가능한 일에 마주치게 될 것이다. 노년층을 위한 보건교육 프로그램 실행에서의 장애물은 노년층을 위한 병원 외래 진료 실행에서의

장애물과는 매우 다를 것이다. 그러나 저항의 일반적 형태는 대부분의 프로젝트를 통해 일반화될 수 있다. 만약 행정부가 프로젝트를 마음에 들어 하고 그 안의 가치를 보며 그리고 그것을 지지한다면, 실행과 성공은 일어날 가능성이 커진다.-성공은 더욱 확실해진다.

　행정가들은 프로젝트에 대해 전적으로 지지하는데 미묘한 실패를 할 수도 있다. 이는 어떤 행정가들이 구두로 그리고 공적으로는 프로젝트를 지지하지만 그들 스스로에게 혹은 직원들 중 특정 사람들에게는 그만큼 지지하지 않고 프로젝트에 대해 의심을 표출하기 때문이다. 그러나 행정가는 마치 지지한다는 듯이 전진한다. 이런 접근은 프로젝트를 실패로 이끈다. 행정가들은 그들이 실패를 위해 계획을 짜고 있는 것이 아님을 확실히 하기 위해서 무엇이든 해야만 한다. 행정가들로선 그들 자신에게 정직해지고 그들의 부족한 지지를 공개적으로 인정하는 것이 최선의 방법이다. 만약 공명정대한 접근이 쓰인다면, 많은 좌절과 시간, 돈, 그리고 귀중한 자원들의 손실이 낭비되지 않을 것이다. 계획자들은 전적으로 지지받지 못하는 프로젝트에 시간과 자원을 낭비하지 않도록 해야 한다.

작업 흐름 계획

　작업 흐름의 계획은 어떤 종류의 프로젝트에는 굉장히 중요하지만 또 다른 종류에서는 그렇지 않다. "노년층을 위한 지역사회 보건 교육"같은 프로그램은 대단한 작업 흐름 계획을 필요로 하지 않는다. 반면에 방문하는 여러 장소나 한번 방문에 여러 가지 활동이나 과정이 수행되어야 하는 외래환자 진료나 이동 클리닉 형식 프로그램들의 경우엔 작업 흐름 계획이 필요하다.(그림 9.4 참조) 건강증진사업 검사에서, 기본적으로 투입되어야 할 것들의 관리가 필요하며 몇 가지 다른 시험 절차들이 수행되어야 하고 기록하고 보고되어야 한다. 각각의 분리된 검사 현장을 위한 흐름은, 작업흐름이 전체 프로젝트를 위해 하는 것과 같이 결정되어야 한다. 복잡한 작업흐름은 순차적이고 규칙적으로 예정된 모든 것에 근거한 몇 가지 현상이 진행되는지 아닌지 맞닥뜨릴 수 있다.(그림 9.5 참조)

　작업 흐름 계획의 가장 좋은 방법들 중 하나는 흐름차트 기법을 이용하는 것이다. 흐름 차트가 유용한 것은 이것이 계획자로 하여금 활동, 과업, 그리고 환자들의 흐름을 그림 형태로 만들어주기 때문이다. 또한 이는 직원들의 요구를 생생하게 보여준다. 흐름차트의 방법들과 접근들은 많은 공통적인 특징들을 가지고 있고 개인이 시스템 내로 들어가는 출발점을 가지고 있다. 화살표들이나 선들은 환자들이 시스템을 통해 흘러가는 것을 보여주는데 쓰인다. 박스나 원들은 활동들을 나타내는데 쓰인다. 하나의 활동이 완료될 때 작업 흐름은 다음 단계로 넘어간다. 흐름차트는 계획자로 하여금 무엇이 먼저 완료되어야 하고 그 다음일은 무엇인지 등을 결정하는 각각 또는 모두의 활동들을 철저히 생각할 수 있게 한다. 작업 흐름의 흐름 차트는 또한 인력 계획에 도움을 준다. 흐름 차트를 통해 작업영역이 정해지고 또한 필요한 인력의 숫자도 나타난다.

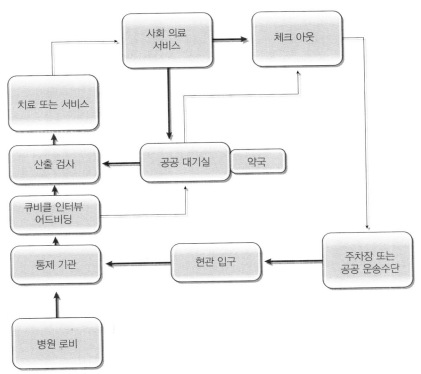

그림 9.5. 외래의원 기획 개발을 위한 업무 흐름도
출처: Guidelines for Functional Programming, Equipping and Designing Hospital Outpatient and Emergency Activities.Washington, DC: Health Resources Administration of the U.S. Department of Health, Education and Welfare, 1977.

문제점 예상

과정을 실행함에 있어서 재빠르고 효과적인 계획자는 일이 잘못될 가능성과 잘못

될 일들, 특히 빨리 처리하지 않으면 심각한 해를 끼칠 잠재적인 것들을 고려할 필요성을 예상해야만 한다. 만약 문제점들이 예상된다면 실행 과정에 있어 반드시 발생할 것들을 보다 쉽게 해결할 수 있을 것이다. 예상되는 결과나 계획과의 어떤 편차도 관리되고 시정되고, 그리고 원래의 코스로 되돌아온 프로젝트가 될 필요가 있다. 이것은 임시 계획(contingency planning)이라고 불린다. 중요 계획자나 행정가의 상실; 새 건물의 불; 예상치 못한 정부 규제; 조직의 재정적 변화; 새로운 기술; 재료, 장비, 혹은 인력의 이용불가능성; 기타 등등—모든 것들이 만일의 사태의 계획의 부분들이다. 만일의 사태의 계획의 기초는 "만약"이라는 물음이다.

- 만약 우리가 새로운 고성능 장비를 작동시킬 기술자를 찾지 못한다면?
- 만약 우리가 우리의 새로운 클리닉을 위한 물리치료사와 같은 부족한 분야의 인력을 찾지 못한다면?
- 만약 새로운 장비의 가격이 우리가 사기 전에 인상된다면?
- 만약 어떤 장년층 시민들도 우리의 건강 검진 프로그램에 오지 않는다면?

계획자는 문제점과 그것이 발생할 가능성의 규모나 심각성의 정도를 모두 예상해야 한다. 발생가능성은 낮지만 중요한 사건이라면 반드시 해결되어야 하며 앞으로 드러나야만 한다. 예를 들어, 특별 검진 절차를 하기 위해 특정 장비의 부품이 필요하게 될 수 있지만 그 장비는 수요가 크고 얻기 힘든 경우가 있다. 만약 이 장비가 없다면 프로젝트는 진행될 수 없다. 장비를 필요 시 사용할 수 있을 것임을 확실히 할 수 있는 모든 다방면의 노력이 중요하다. 만일의 사태 계획은 프로젝트의 수행에 영향을 줄 수 있는 중요한 문제나 사건에 초점이 맞춰져야 한다.

만일의 사태 계획의 두 번째 부분은 과정 실행의 각 순서나 단계에 나타나는 가능성들을 처리할 계획과 전략을 개발하는 것이다. 목적은 어떤 만약의 사건이 발생할 때의 부정적인 영향을 상쇄시키거나 벌충하는 것이다. 비상사태의 대안이나 전략이 반드시 규명되어야 한다. 문제점을 처리할 조직의 능력이나 제약을 고려할 필요가 있다. "만약…?"이라는 질문을 하면서, 미리 문제점이 예상되고 결정이 내려질 수 있다. 따라서 사건이 발생하거나 발생한 때를 처리해야 할 조치나 전략을 취할 수 있다. 무엇을 할지에 대한 결정사항과 전략들은 가능한 한 구체적이어야 한다. 보다 큰 성공과 보다 작은 마주칠 문제점들을 위해 예상 결과들은 측정되고 판단될 수 있다.

학습 확인 질문

□ 실행 계획이 개발되었는가?

□ 행정부와 계획자들은 조직 구조 변화가 조직과 관련 인력에게 얼마만큼 영향을 줄 지 고려했는가?

□ 계획자는 실행 과정의 누가, 왜, 언제, 무엇을, 어떻게, 그리고 어디서의 문제들을 고려했는가?

□ 계획자와 행정가들은 계획 평가지와 다른 실용적 계획 기법들과 접근법들을 사용 했는가?

□ 실행의 장애물들과 방해물들이 고려되고 처리되었는가?

□ 인력 계획 문제가 고려되고 해결되었는가?

□ 작업 흐름이 고려되고 관리되었는가?

□ 문제점들을 예상했고 만일의 사태의 계획을 수행했는가?

참고문헌

1. Bloch, A. Murphy"s Law, Book Three. Los Angeles: Price/Stern/Sloan, 1982.

2. Bloch, A. Murphy"s Law, Book Two. Los Angeles: Price/Stern/Sloan, 1981.

3. Timmreck, T. C. Dictionary of Health Services Management. Owings Mills, MD: National Health Publishing, 1987.

4. Rowe, A. J., Mason, R.O., Dickel, K. E., and Snyder, N.H. Strategic Management, 3d ed. Reading, MA: Addison–Wesley, 1989.

5. Spiegel, A.D. and Hyman, H. H. Basic Health Planning Methods. Rockville, MD: Aspen Publishing, 1978.

6. National Heart, Lung and Blood Institute. Handbook for Improving High Blood Pressure Control in the Community. Washington, DC: U.S. Government Printing Office, 1977.

7. Steiner, G. A. Strategic Planning: What Every Manager Must Know——A Step–by–Step Guide. New York: Free Press, 1979.

제 10 장

평가와 피드백

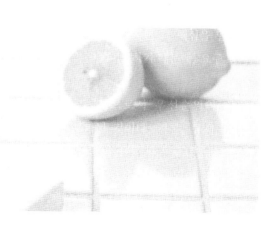

BIONDI'S LAW

당신의 프로젝트가 제대로 작동되지 않는다면, 당신이 중요하다고 생각하지 않은 부분들을 보라.

DRAZEN'S LAW OF RESTTUTION

상황을 바로잡는데 걸리는 시간은 그것이 손해를 주는 시간에 역비례한다.

단원 목표

10장의 주요 목적은 :

1. 평가 및 피드백에 대한 정의와 설명
2. 평가 과정을 어떻게 실행할 것인지 와 평가 및 피드백에 대한 중요성의 이해

3. 평가 및 사정 방법에 대한 설명
4. 기본적인 평가 문제들에 대한 복습
5. 평가에 대한 현재의 장벽들
6. 평가를 위한 현재의 기획 질문들

10단계
평가 및 피드백

- 목표한 것들은 충족되었는가?
- 활동들은 효과적이고 효율적이었는가?
- 일정(timeline)은 잘 지켜졌는가?
- 공식적인 평가 시스템이 존재하고 정기적으로 가동되고 있으며, 그것이 정말 사용되고 있는가?
- 영향 평가 및 결과 평가를 실시한다.

정의

평가는 광범위한 의미를 가지고 있으며, 종종 그것이 사용되는 환경에 따라 정의된다. 프로그램 개발 및 기획의 목적에 따른 평가는 프로그램이나 절차의 목적이 완료 또는 충족되어 있는 정도를 결정하는 과정을 말한다. 평가는 일반적으로 목표 검토와 성공의 정도를 측정하는데 사용되는 기준을 설정하는 것이 포함된다. 평가는 일반적으로 더 수용성이 높은 기준의 목표를 비교하는 과정뿐 아니라, 유효성 및 효율성 및 품질 활동 및 성과에 대한 우려를 포함한다.

평가는 개념과 기능의 두 방면에서 모두 다양하고 복잡하다. 평가가 일어나는 상황에서는 평가될 수 있는 서비스나 프로그램의 종류, 그리고 평가 범위와 수준뿐 아니라 전체 범위에서의 관리 기능과 평가의 역할 및 접근 방식에 영향을 미치는 요건, 그리고 무엇이 어떻게 평가되어야 하는지 방법을 지시해야 한다. 예를 들어

건강증진 평가는 건강 활성화, 행동 변화, 창출된 이익, 직원들의 참여도, 모든 평가 참가자의 위험요인의 변화와 같은 것을 평가한다. 계획에 따른 활동과 참여의 정도가 목표가 된다. 비용 효율성, 비용 편익 분석, 작업 일수의 손실(혹은 이익), 유효성, 효율성, 회계책임, 인력, 업무량, 마케팅 결과, 목표와 목적의 취득, 효과적인 실행, 기관, 통신, 통제 및 기타 관리 요인들이 행정부 수준에서 평가된다. 회사의 경영진이 원하는 건강증진 결과는 건강증진 기획자가 원하는 것과 다를 수 있다. 기업은 결국 건강 증진 프로그램에서 요구하거나 필요한 고가의 시설, 장비, 시간, 업무와 동떨어진 일에 시간을 소비하는 것 등을 포기하는 것을 꺼려한다.

피드백은 더 나은 결과를 만들기 위한 계획이나 실행 과정에 영향을 미치는 것을 목적으로, 시스템의 성과에 긍정적이거나 부정적인 반응을 말한다. 피드백에서 발생하는 정보는, 프로그램 내부의 개선을 목적으로, 프로젝트나 프로그램의 시작이나 과정, 또는 선택한 부분을 다시 검사하고, 나아가 품질 관리 개선을 지원하고 결과에 대한 사정 및 평가를 제공한다.

평가와 피드백 모두 지속적으로 사업의 계획과 실행, 그리고 사업의 목표와 목적의 방향에 맞추어 관리하는 데에 필수적이다. 평가와 피드백의 기본적인 목적은 효율성과 효용성, 그리고 양질의 결과를 보장하는 것이다. 지속적인 향상 가능성을 가진 성공적인 프로젝트는 정기적으로 그 프로젝트가 올바른 궤도에 있는지 확인해야 하며, 그렇지 않은 경우에는 필요한 개선사항이 있는지 확인해야 한다.

평가

평가는 서비스와 프로젝트의 모든 단계와 과정에서 능동적으로 실행되고 효과적으로 투입되어야 하는 복잡한 과정이다. 프로그램에 대한 지속적이고 정기적인 평가를 실시해야 한다. 가장 유용한 평가는 목표와 일반적인 목적, 그리고 세부적인 목적 개발과정 전반을 평가하는 방법이다. 목표와 목적은 결과를 달성하는 경우, 그들이 어느 정도나 목표에 도달했는지 확인시켜주거나, 무엇이 필요한지 혹은 무엇을 달성했는지를 알려준다. 모델의 2단계는 평가 과정의 중요성을 설정한다. 3단계와 6단계는 목표와 목적의 필요성을 제시하고, 목표를 개발하고 작성하는 방법을 결정한다. 수행하야 하는 명시된 목표와 실제로 일어난 일을 비교하는 것은 평가 과정에 필수적인 것이다. 최근 건강 증진의 여러 전문 분야에서

존재한다. 프로그램 평가의 목적은 서비스가 대상 인구 집단이 필요에 도달하고 의도한 서비스를 전달했는지, 그리고 문제를 해결하기 위해 서비스에 필요한 정보를 수집하는 것이다. 각 단계는 사건의 발생순서에 의해 표시되지만, 활동의 일부가 동시에 발생할 수 있다는 점을 지적했다. 문제에 대해 정확히 진술하고 설명되지 않은 의료 서비스 문제는 효율적으로 해결할 수 없다. 다음의 진술이 특정한 문제에 사용되는 필요 자원과 문제 해결을 결정하는데 도움을 줄 것이다: 무슨 일이 일어나는가? 무슨 일이 일어나야 하는가? 두 문장 사이에 차이가 있는가? 그 차이를 줄이거나 제거하는 것이 한정된 자원을 사용해야 할 만큼 성격과 정도의 차이가 심각한가?

첫 번째 단계는 프로젝트에 참여 중인 직원에게 기술 지원을 제공하기 위한 인사 기획으로, 식별, 평가 및 정의, 우선순위 문제 및 대상 인구의 필요를 제공하는 것이다. 기획자는 대상 인구(서비스를 받는 인구)의 건강문제를 파악하고 묘사(설명)한다. 양식 1(그림 10.1)은 사업을 완료하도록 과정을 도와주며, 사업을 성공시킬 것이다. 이 양식은 요구 사항이 무엇인지, 그리고 어떤 문제점들이 존재하는지를 식별하는데 도움을 준다. 또한 각각의 서비스에서의 요구와 차이에 대한 개입을 위한 계획을 제공한다. 건강 문제에 대한 연구는 그 문제와 가장 관련성이 높은 요구에 제안되어야 하며, 기관과 조직에 사명과 목표를 전달하는 역할을 한다.

다음 단계는 연구를 수행하는 이유를 명확히 하는 것이다. 연구가 행정기관의 요청으로 인한 것이거나, 보조금의 제안 등으로 인한 것인가? 이미 만들어진 결정이나 완료된 프로그램을 합리화시키기 위한 평가인가? 평가가 의사결정 프로그램이나 서비스의 개발 가치를 창출하기 위한 정보를 얻기 위해 실시하는가?

이해관계자의 식별. 이해 당사자는 프로그램이나 개발되는 서비스에 기득권을 가진 사람이다. −평가 결과에 영향을 끼치거나 흥미를 가진 모든 사람들− 평가 계획의 초기단계에서 이해관계자를 파악하는 것이 가장 중요하다. 특정 이해관계자가 무시되는 경우, 그들은 결과를 방해할 수 있다. 위원회는 모든 이해관계자의 의견을 보장하기 위해 구성될 수 있다.

건강문제의 식별에 대한 권장방법은 건강전문가와 과거의 경험을 활용하여 예상되는 불일치(유병률)와 이환율, 그리고 확인된 건강문제에 관련된 데이터를 기반으로 관찰하여 결정하는 것이다. 엄청난 데이터와 속도 사이의 분산, 그리고 더 큰 문제와 문제 해결의 필요성 사이의 분산은 프로그램의 우선순위를 설정하는데 유용하다.

건강문제가 발견되면, 이러한 문제와 문제를 둘러싼 문제의 특성과 범위를 이해할 만큼 다양한 요소가 세부적으로 설명되어야 한다. 건강문제를 설명하기 위해 시간, 장소(환경), 그리고 사람들에 대한 정보가 역학적인 측면에서 수집되어야 한다. 다음과 같은 질문들이 필요하다: 누가 문제에 영향을 받는가?(노인, 아동, 여성, 남성), 그들의 감수성은 어떻게 되는가?, 얼마나 심각한가? 어느 정도 유행하는가?, 그들이 문제가 있는 거주지, 직장, 학교에 참석(출석)하거나 의료서비스를 받을 수 있는가?, 언제/어디서 문제가 발생되었는가?, 그리고 문제에 (장기적인)추세변동, 주기적이거나 계절에 따른 변화, 또는 단기적인 변화가 있는가?, 이 정보로부터 확인할 수 있는 것은 누가 문제에 영향을 받을 것인지, 건강문제나 행동, 또는 건강상태를 극복하기 위해 도움을 필요로 하는 사람이 누구인지, 문제가 얼마나 심각하며, 그들이 영향을 받는 거주지 그리고 일터가 어디인지, 그리고 문제가 얼마동안 지속될 것인지이다. 다음 단계는 건강문제의 우선순위를 정하는 것이다. 건강 기획자와 의료서비스 관리자는 한정된 자원을 가장효과적이고 효율적으로 사용할 수 있는 곳이 어디인지 신중하게 고려해서 결정해야 한다. 우선순위는 체계적으로 어떤 문제가 가장 중요한지 결정할 수 있도록 객관적인 기준을 필요로 한다.

그림 10.1 양식

문제 식별 단계				요구조사 단계			문제 식별 단계
기대: 보건 서비스에 바라는 희망사항은 무엇인가?	**관찰:** 보건서비스의 실제 역할은 무엇인가?	**문제:** 희망사항과 현실에서의 역할 사이에 있는 차이점에 대한 설명	**원인:** 문제의 첫 번째, 두번째 결정요인은 무엇인가?	**필수요인:** 결정요인이나 문제를 줄이기 위해 무엇이 필요한가?	**이용 가능성:** 결정요인이나 문제의 감소를 위해 어떤 서비스를 이용할 수 있는가?	**요구:** 결정요인 감소에 필요한 것과 이용 가능성간의 차이점 설명	**프로그램:** 어떤 프로그램 활동이 식별된 요구를 충족시키고, 결정요인을 경감하여 문제를 해결할 것인가?

몇 가지의 고려사항은 계획이나 조직이 활동할 수 있는 권한이 있는지의 여부를 결정하는 것을 포함한다. 문제 및 건강 문제의 심각한 정도, 문제를 해결하는데

사용할 수 있는 지식의 수준, 필요한 인적 및 기술 자원의 가용성, 지역사회 지도자의 (개인적) 바람의 개입, 중재가 필요한 대중들의(집단) 항의, 그리고 마지막 고려사항과 비용에 대한 개입이 필요하다.

다음 단계는 선택한 건강문제에 개입되는 결정요인을 확인하는 것이다. 결정요인을 식별할 수 있는 방법의 한 가지는 연구를 실시하는 것이다. 전략 계획 지침(SPG, strategy planning guide)이 도움이 될 것이다. SPG는 각각의 특정한 건강문제를 완성할 수 있다. 기획자가 다음으로 결정해야 하는 것은 해결해야 하는 건강문제의 결정요인이다.

일반적으로 기획자는 문제점을 제거하고 건강문제의 결정요인을(흡연으로 인한 저체중아 등) 해결하기 위한 요구사항이나 격차를 평가한다. 요구사항을 식별하기 위해서는 요구 평가가 선행되어야 한다. 요구평가에 대해서는 이 책의 앞부분인 제5장에서 언급했다.

요구평가가 완료되면, 기획자는 요구를 충족시키고 개입을 평가하는데 사용할 수 있는 내부 및 외부 재정, 자료 및 인적 자원들을 파악해야 한다.

기획자는 다음으로 가까이 있는 건강 문제들을 해결하기 위한 목적들을 작성해야 한다. 목적들은 측정 가능해야 하며, 불리하거나 반대되는 결과를 판단할 수 있는 기준을 가져야 하고, 기한 설정을 완료해야 하며 현실적이고 합리적이어야 한다. 각각의 목적들은 그에 도달할 수 있는 전략을 개발해야 한다. 전략이란 목적에 도달하기 위해 무엇을 해야 하는지에 대한 상세한 기술이다. 각각의 전략을 정당화하기 위한 근거가 개발되어야 하고, 특정 전략의 목적을 충족시키고 요구를 해결하는데 효과적인 이유를 제시해야 한다. 전술은 전략을 충족시키기 위해 개발해야 한다. 전술은 전략을 완성하기 위해 필요한 구체적인 행위들로, 활동과 접근법들은 최적의 전략을 충족시키기 위해 작동한다. 일단 전략과 전술이 선택되었다면, 그것을 평가 담당자에게 전달해야 한다. 평가 매개변수를 결정하기 위해서는 사전평가가 실시되고 있다.

평가 계획은 공식적으로 표현되어야 한다. 그것은 평가가 실시되는 방법을 명시하고 제안된 평가 과정에 대해서 설명한다. 계획의 완성도를 측정하기 위해 목표와 목적을 사용할 수 있다.

평가 계획이 제공해야 하는 것들

- 각각의 전략 및 전술에 있어서의 배경지식이 필요함
- 프로젝트를 통한 문제점의 해결
- 이론적 가정의 검증
- 프로그램의 목적과 목표의 비교 결과
- 각각의 평가, 문제점, 목적 등에 관한 자료의 출처에 대한 정보
- 정보를 수집하는데 사용되는 질적 및 양적 데이터의 수집 방법
- 정보를 수집하는 양식이나 도구
- 데이터 수집 연구의 설계를 설정하는 도표의 명시
- 코딩 방법, 입력 방법, 그리고 수집된 데이터를 관리하는 방법 결정
- 질적 및 양적인 정보를 어떻게 연구할 것인지에 대한 설명
- 데이터를 요약할 표와 차트 및 그래프의 개발
- 작업의 수행 일정과 완료 기한이 구체적으로 명시된 시간표의 개발
- 각각의 작업을 완성하는데 필요한 인력의 목록
- 필요한 모든 자원의 항목별 명세서 및 예산
- 프로그램의 완료 시, 최종 보고서 작성

정량적인 접근법

평가에 사용되는 정량적인 접근법에는 여러 가지가 있다. 설문조사, 앙케이트, 참가자 및 직원에게 주어지는 각종 시험, 그리고 여기에 제시된 많은 평가 기준의 효과를 결정하는 지역사회. 결과는 도표 및 통계에 의해 분석할 수 있고, 경영을 위한 보고서 또는 공식적인 발표로 구성할 수 있다. 예비조사는 사후조사와 비교될 수 있으며, 그 결과는 그래프와 표 형태로 표시되어 매우 정확하고 평가에 대한 정교한 접근 방식을 제공한다. 이 방법의 한계점은 보통 전문가의 부족과 결과 보고서를 제작하는데 필요한 비용이다. 기획자들은 그들이 바라는 정량적인 평가 과정을 어떻게 실행할 것인지를 고려해야 한다. ─정량법이 행정부에 어떤 영향을 미칠 것인가?─ 기획자들은 그 후에(고려한 후에) 평가 과정을 구조화한다.

평가의 이유 및 용도

기획자가 평가를 실시하는 주된 이유는 업적을 평가하고 문제점이나 제한사항에 대해 알아내는 것이다. 평가가 항상 열렬하게 환영받는 과정은 아니다. 평가는 특정 활동을 수행하는 조직에서 부서의 정당성을 개발하기 위해 사용되었다. 또한 시간이 많이 걸리는 점에서 일부 관리자는 더 나은 일반 업무 관련 작업에 시간을 사용할 수 있다고 생각할 수 있다.

평가가 존재하는 여러 가지 이유로는 다음과 같은 몇 가지 가능성을 들 수 있다.

- 프로그램이나 서비스가 조직의 미션을 수행하고 있는지를 알아보기 위해 · 전반적인 목적과 목표가 충족되고 있는지를 확인하기 위해
- 프로그램이나 서비스가 진행되어야 할 방향에서 벗어났는지를 확인하기 위해
- 프로젝트의 하위 구성요소들이 제 자리에 있는지 확인하기 위해 −예를 들어 비용, 예산, 인력, 장비, 업무 흐름, 소모품 등
- 우선순위가 올바르게 설정되고, 프로젝트와 기관의 필요를 충족시키고 있는지 알아보기 위해
- 계획안의 스케줄이 제대로 흘러가고 있는지 확인하기 위해
- 프로그램의 각 단계나 구체적인 단계가 성공할 가능성이 있는지를 증명하기 위해
- 프로그램에 간섭이 필요하거나 고쳐야 할 방향의 부분을 나타내기 위해
- 업무 흐름 중에 서비스의 효과를 저해시키는 예상 밖의 문제가 있는지 확인하기 위해

평가를 하는 주된 이유는 프로그램이나 서비스의 실행 결과로 인해 발생한 결과를 평가하기 위함이다.

사정과 평가에서의 변수

보건 복지부에서는 모든 서비스 또는 프로그램의 효과와 효율성을 평가하는 데 몇 가지의 표준 변수를 사용한다. 표 10.1은 계획자가 프로그램이 작동하고 얼마나 잘 작동되는지를 확인하기 위해 고려해야 할 것들에 대해 나타내고 있다.

표 10.1 프로그램 효율과 효과를 결정짓는 변수들

유효성(Availability)
- 고객과 환자가 서비스 또는 프로그램이 필요할 때나 원할 때 받을 수 있는가?
- 서비스를 받기 원하는 사람들에게 서비스가 지리적으로 잘 제공되고 있는가?

접근성(Accessibility)
- 고객과 환자가 제공되고 있는 서비스를 이용할 수 있는가?
- 비용은 합리적인가? 환자는 대중교통으로 서비스에 접근 가능한가?
- 서비스를 이용하는 데 있어 어려운 점이 있는가?

양(Quantity)
- 서비스나 프로그램이 자주 제공되어 졌는가? 또한, 모든 참여자를 위해 충분한 공간이 제공되었는가?

질(Quality)
- 프로그램이나 서비스가 모든 부분에 있어 최상의 수준으로 제공되어 졌는가?

비용(Cost)
- 고객 또는 환자에게 비용과 요금 또는 보험비 등이 서비스 접근에 문제가 되지는 않는가?

수용성(Acceptability)
- 서비스나 프로그램의 종류, 성향, 질 등이 참여자를 만족시켰는가?
- 서비스가 정해진 시간 규칙대로 시행되어 졌는가?
- 기다리는 시간이 적당한지 혹은 대기를 오래도록 해야 하는가?
- 오랜 대기 없이 예약이 가능한가?
- 환자가 프로그램 또는 서비스에 어느 정도로 만족하는가?

지속성(Continuity)
- 프로그램은 성공적이었고 다른 신규 프로그램에서 계속적으로 진행될 것인가?
- 고객 또는 환자의 정보가 비슷한 서비스의 편리한 관리를 위해 전달되었는가?

건강 증진(Health Promotion) 평가 기준

4가지의 기본적인 health promotion 평가 기준이 제시되어 진다.

1. *회고/역사적 비교(Retrospective/Historical Comparison)* 최근 프로그램이나 프로젝트의 결과를 예전의 프로그램 또는 프로젝트의 결과와 비교한다.

2. **이론적 비교**(*Theoretical Comparison*) 이전의 연구 결과에서 얻은 개념과
   예상치를 기준으로 삼아 최근 프로그램의 결과와 비교한다.

3. **절대적 기준의 비교**(*Absolute Standards Comparison*) 이론적 기준 또
   는 연구의 결과 중 가장 높은 수준의 달성치를 최근 프로그램의 결과와 비교하
   는데 이용한다. 이 기준은 가장 이상적이지만 실현 가능성은 낮다.

4. **평균치 또는 협상된 비교**(*Average or Negotiaated Comparisons*) 다양
   한 수준의 결과들과 기준이, 진행 프로그램의 성취와 목표의 수준에 고려되어
   지며 결정되어 진다. 성취의 평균과 과거의 기준들이 자주 사용되어 진다.

학습 확인 질문

☐ 평가의 목적은 무엇이며 어떠한 것들이 성취되어야 하는가?

☐ 프로젝트, 서비스 혹은 프로그램은 과거에 이루어진 방법과 같은 방법으로 계속되
   어야 하는가?

☐ 실행과정과 관례들은 어떻게 변경되고 발전되는가?

☐ 어떠한 접근법, 활동 또는 방법이 가장 좋은 결과를 얻고 어떠한 것이 가장 나쁜
   결과를 얻게 되는가?

☐ 이 프로그램이 다른 장소 또는 기관에서 확장되고 성공적으로 사용되어질 수 있는
   가?

☐ 예산 과정이 얼마나 잘 수행되는가?

☐ 평가과정의 결과가 프로젝트나 서비스를 더 낫게 만들어 주는가?

☐ 평가과정이 서비스 또는 프로그램의 발전과 조정 또는 기능의 증가 등에 필요한
   정보를 제공해 주었는가?

☐ 프로그램에 어떠한 변화가 요구되어 지는가?

☐ 프로그램이 초래할 변화는 어떠한가?

☐ 채택된 효과와 효율의 측정치는 얼마나 신뢰할 수 있는가?

☐ 예상치 못한 발생이나 결과가 있는가?

☐ 프로그램의 계획, 실행과 활동 관리 등이 목표(goals)와 목적(objectives)의 달성에
   얼마나 효과적인가?

☐ 바람직하거나 바람직하지 않게 발생하는 부작용은 무엇인가?

프로그램 평가를 위한 CDC의 틀

질병의 관리와 예방의 센터(The Center for Disease Control and Prevention)는, 그들의 평가 사업 그룹을 통해, 효과적인 프로그램 평가 과정의 틀을 두고 있다. (그림 10.2 참고)

이것은 유용하고, 실행 가능하고, 윤리적이고 정확한 과정을 포함하는 공중보건의 활동을 발전시키고 계산 가능하게 하는 체계적인 방법이다. 이 틀은 공중보건 전문가들에게 프로그램 평가에 있어서 방향을 제시해준다. 이것은 매우 실용적이며, 프로그램 평가의 필수적 요소들을 요약하고 정리할 수 있도록 고안되어 졌다. 이 틀에는 효과적인 프로그램 평가를 위한 프로그램 평가 과정과 기준을 포함하고 있다. 틀의 과정과 기준을 지키면, 각 프로그램들의 내용을 이해할 수 있고 프로그램 평가가 이해되고 지도되는 것을 발전시킬 것이다. 잠재적인 결정 또는 프로그램의 변경이 필요할 때에, 정당하고 뚜렷한 정식의 평가 과정 채택이 중요하다. 틀에 반영된 평가의 논리와 근거와 가치들의 이해는 근거 없는 추정 대신에 체계적인 판단을 할 수 있도록 한다.

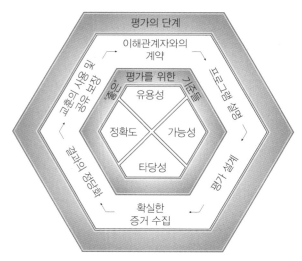

그림 10.2 CDC 평가틀

목적(purposes)

이 틀은 프로그램 평가의 필수요소들의 요약과 정리를 위해 개발되었다. 수행의 평가를 위한 참고적 틀을 제공한다. 프로그램 평가에서의 과정들을 명확히 한다. 효과적인 프로그램 평가를 위한 기준을 재검토한다. 프로그램 평가의 목적과 방법에 대한 잘못된 이해를 나타내 준다.

범위(scope)

이 보고를 통해서, '프로그램'이라는 용어는 평가의 목적을 표현하는데 이용되어진다. 이것은 모든 조직화된 공중 보건 활동에 적용된다. 이 정의는 다음을 포함하는 거의 모든 공중보건 활동에 적용되기 때문에 광범위하다.

- 직접적 서비스의 간섭
- 커뮤니티의 유통 노력
- 연구계획
- 관리 감독 시스템
- 정책발전 활동
- 유행병 조사
- 실험실 진단
- 의사소통 캠페인
- 사회간접자원 구축 프로젝트
- 서비스의 훈련과 교육
- 시스템의 관리 또는 그 밖의 것들

과정과 기준(steps and standard)

다음에 제시되는 문장들은 프로그램 평가 실행에서 가장 중요한 요점들과 프로그램 평가의 효과를 좌우하는 기준들을 포함한 각 단계들을 요약하고 있다.

평가과정의 실행들

이해관계자와의 계약 : 연관되고 영향력 있으며 주요하게 의도된 사용자들

프로그램 설명 : 요구사항, 기대되어지는 영향, 활동, 자원, 단계, 구성내용, 논리 모델 등

평가 설계 : 목적, 사용자, 사용, 의문, 방식, 동의 등

확실한 증거수집 : 지시자, 자원, 질, 수량, 기호논리학 등

결과의 정당화 : 기준, 분석/종합, 해석, 판단, 추천

교훈의 사용과 공유의 책임 : 설계, 준비, 피드백, 추적, 보급

'효과적인' 평가를 위한 기준

유용성 : 예정된 사용자를 위한 정보 제공

가능성 : 현실적, 신중하고, 외교적, 소박한

타당성 : 윤리적, 합법적으로 행동하며 관련되고 연관된 복지를 위한 의무를 함께한다.

정확도 : 기술적으로 계산된 정보를 나타내고 전달한다.

(각 단계들과 기준들은 전체적인 평가과정에서 함께 사용된다. 각각의 단계에는 고려하기 가장 적절한 일반적인 하위수준의 기준들이 있다.)

틀의 적용

최적의 평가실행 공중 보건의 전문가는 그들의 프로그램에 대한 평가가 필요한지 하지 않은지에 대한 의문을 갖지 않아도 된다. 대신에, 어떤 방법이 가장 좋은 평가 방법인지, 평가로부터 무엇을 배울 수 있는지, 배운 점을 공중보건에 대한 노력에 어떻게 이용할 것인지에 대한 의문점을 갖는 것이 더욱 적절하다. 프로그램의 평가를 위한 틀은 사용자가 평가 유용하고 실행 가능하고 윤리적이고 정확한 평가 전략을 선택할 수 있도록 도와줌으로써 이러한 의문점들을 해결할 수 있도록 돕는다. 특정 프로그램 내용에서의 틀의 사용은 과학적, 프로그램 평가의 기교적 기술을 필요로 한다. 어려운 점은 최상의(이상적인 것과는 다른 의미의)고안을 찾는 것이다. 최상의 전략은 각 단계를 틀 안에서, 프로그램 내용을 조절하고 모든 기준을 충족시키거나 더 뛰어나게 하는 방식으로 완성시키는 것이다.

평가 팀의 모집 협력에 노력이 집중된 그룹은 최선의 평가를 수행할 수 있는 한 가지 접근 방법이다. 팀의 접근은 신중하게 선택되어진 소수의 사람들이 평가

과정에서 무엇이 반드시 성취되어져야 하는지 결정하고 계획을 실행하기 위해
자원을 이끌어 낼 수 있을 때 성공할 것이다. 리더는 반드시 팀원과 동등해야
하며, 프로그램 전 과정에서 지속성이 유지되어야 할 것이다. 추가적으로, 용이한
기술을 가지고 있는 그룹은, 프로그램에 관하여 말로 표현되지 않은 기대 등을
유도해 내거나 파트너의 노력으로 숨겨진 가치들을 이끌어낼 수 있도록 하는 등의
도움을 요구받을 수 있다. 결정권자 또는 프로그램 방향을 지도하는 사람들은 특정
사용자나 필요성을 나타내는 해결 문제점들에 관한 평가 설계에 집중하는 것을
도울 수 있다. 그들은 또한 평가의 범위, 시간제한, 교부 가능성 등을 위한 논리적
변수를 설정할 수 있다. 모든 기관은, 평가를 위한 팀 구성원을 내부에서 구할 수
있는 기관도, 평가 팀을 모을 때에는 파트너와 협조해야 하고 사회 자원의 이점을
이용해야 한다. 이러한 전략은 평가의 신빙성을 강화시키며, 자원의 이용 가능성을
증가시킨다. 더욱이, 이해관계자와 연관이 있는 다양한 팀은, 유능한 평가의 수행의
더 큰 가능성이 있다.

공통 관심사의 표현   평가의 비용은 상대적인 것이다. 비용은 그동안
요구되어져 왔던 문제점들에 의해 좌우되며, 해답에 대한 요구의 확실성의 정도에
따라 다르다.

뼈대는 필요한 피드백을 제공하는데 시간이 한정된 평가의 수행을 북돋는다.
이것은 프로그램 실행의 가능과 함께 완벽한 평가를 만든다. 비록 상황이 제어된
환경에 존재하고 정교한 분석적인 기술이 요구되어지더라도, 대부분의 공중보건
프로그램 평가는 이러한 방법을 필요로 하지 않는다. 대신, 프로그램 발전에 도움을
줄 뼈대에 의해 인정된 실용적인 접근이 내용의 방법과 질적, 양적 정보의 정확한
뜻 의 분석적 기술을 이용하여 프로그램을 향상시킬 것이다. 뼈대는 실용적이도록
디자인되고 프로그램 과정 안에서 참여를 환영하는 모든 이해관계자와 연관된
평가의 접근법을 장려한다.

평가의 단계와 수준

평가의 단계

평가 과정에 관한 많은 접근법이 시도되어 왔지만 하나의 특정한 올바른 방식은 정해지지 않았다. 몇 가지 리스트가 평가 과정을 위해 제시된다. 한 가지 방법이 4단계의 과정을 포함한다.

단계 1. 목표(goal)와 목적(Objectives)을 설정한다. 기준의 구체와의 시작과 사용과 함께 과정을 실행 가능하도록 한다.

단계 2. 데이터의 수집. 평가 데이터의 수집과 분석을 위해 시스템을 구축하고 진행시킨다.

단계 3. 평가 데이터의 분석. 통계, 기술/묘사, 추정을 통한 정량적 분석, 레포트와 언어적 묘사/대화, 고객 보고서 등을 통한 질적 분석

단계 4. 프로그램의 조정, 수정, 변화. 데이터와 데이터의 분석 내용으로부터 얻은 정보의 결과를 이용해 서비스 또는 프로그램을 발전시킨다.

또 다른 접근법은 6단계의 평가 과정이 있다.

단계 1. 평가하기 위해 goals와 objective를 재검토하고 밝힌다.

단계 2. 프로그램 또는 프로젝트가 직면한 문제점들의 분석을 완료한다.

단계 3. 정확하고 분명한 묘사를 제공하고, 프로그램 또는 서비스를 표준화한다.

단계 4. 프로그램과 서비스에 필요한 변화의 양의 측정치를 제공한다.

단계 5. 프로그램 또는 변화가 조직 내의 문제에 의한 것인지 외부적 문제에 의한 것인지를 밝힌다.

단계 6. 변경과 발전이 가져올 최종적인 효과는 무엇인지 안다.

평가의 정도/수준(levels)

평가의 수준은 그림 10.3에서 나타난다. 범위는 성취에 있어서 단순한 것부터 복잡한 것까지, 자세한 것부터 복잡한 것까지 있다. 이것은 평가 과정에서의 잠재적인 발달을 보여주기 위해 레벨을 나타내고 있지만 그것은 각각이 독립적으로

기능하거나 존재하지는 않는다. 중복된 부분과 상호 의존부분이 각 레벨에 존재한다. 프로그램의 중복된 평가는 중요하다. 프로그램의 부분적 단계 또한 평가에 있어서 중요하다. 평가의 정도는 서비스 또는 프로그램에 다양하게 이용될 수 있다.

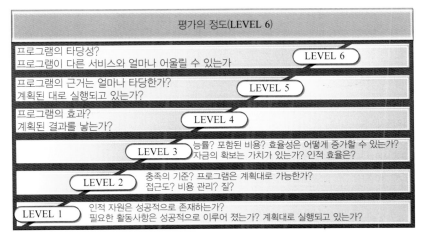

그림 10.3 평가 수준

Level 1 인력에 집중 – 그들이 무엇을 하는지, 효과적 일의 흐름에 어떠한 기여를 하는지 즉, 전체적으로 어떤 수행을 하는지를 안다. 이 level은 프로그램의 목표와 목적을 성취하기 위해 필요한 중요한 활동들에 집중한다. 이 level에서는, 계획자와 매니저가 프로그램 또는 서비스가 원래 의도한 방향대로 진행되고 있는지 알기를 원한다.

Level 1은 수행과정(implementation process)에 대한 평가(assesment)가 실행되는 단계이다. 프로젝트 또는 서비스가 계획된 기간과 일정에 맞춰 진행되어졌는가? 프로젝트의 활동들이 계획대로 이루어지고 있는가? 등을 알아낸다.

Level 2 는 프로젝트 또는 서비스가 계획, 디자인대로 기능하는지, 수행되어 졌는지의 여부를 확인한다. 프로그램의 접근성과 비용 조정, 전체적인 서비스의 전달이 재검토되며 평가된다.

Level 3 는 서비스 또는 프로그램의 능률을 평가하고 각 Level 또는 단계의 비용 효과가 확인되어 진다.

Level 4 는 프로그램과 서비스의 효과를 확인한다. 가장 중요하고 필수적인 평가

의 한 부분이다. 서비스 또는 프로그램이 기대되어졌던 결과를 가져왔는가? 에 대한 질문의 답을 얻는다.

Level 5 는 프로젝트의 정당성을 평가한다. 이것은 어느 범위가 대상 집단에게 서비스를 제공할 수 있는 계획된 프로그램의 범위인가? 어떤 범위가 서비스 또는 프로그램의 초기에 계획된 완성 범위인가?

Level 6 는 전체적인 조직과 사회가 필요로 하는 적당하고 알맞은 프로그램을 제공하는 것이다. 프로그램이 조직의 목표와 미션에 얼마나 잘 맞았는가? 프로그램의 제공이 커뮤니티의 원래의 필요함에 얼마나 적절한가?

평가 levels의 다른 방향의 접근이 가능하며, 다른 뜻을 가질 수 있다. 모두 고려되어져야 하는 것이다. 평가 과정은 프로그램의 여러 관점에서 보여질 수 있다. 이 levels들은 여섯 가지로 나타난 위의 사항들과 관련되고 겹쳐지지만 프로그램 또는 서비스의 전체적인 평가의 내용면에서 여전히 고려될 필요가 있다. 사항들은 다음과 같다.

1. **관계자, 고객, 환자, 참여자**가 서비스에 얼마나 만족했는가? 고객 또는 환자에게 미친 서비스의 영향은 어떤 것들이 있는가? 대상 집단이 받기를 원했던 서비스를 프로그램을 통해 받았는가?

2. **조직과 에이전시.** 서비스 또는 프로그램이 조직, 기관, 시설 등에 준 효과는 어떤 것들이 있는가? 스태프들의 역할수행은 얼마나 잘 이루어 졌고 환자는 스테프에게 얼마나 대우를 잘 받았는가? 시간기한과 예산, 인력, 일의 진행과 관리행정상의 문제 등이 고려되어 진다.

3. **진행과 결과.** 프로그램과 서비스의 활동들 또는 서비스 또는 서비스를 수행하는 과정들이 낳은 결과는 예상되어진 것들인가? 프로그램이 참여자에게 영향을 미쳤는가? 프로그램이 참여자의 요구사항을 제공하는가? 장기적인 결과 또한 확인되어져야 한다. 시간이 흐를수록 참여자들에게 프로그램 또는 서비스가 미치는 영향의 결과는 무엇인가?

평가는 서비스를 제공함으로써 조직이 효과를 받았는지 알기 위해 위의 사항들을 평가하도록 계획될 수 있다. 또한 평가는 커뮤니티 또는 조직이 기대하던 결과를 얻었는지에 대한 여부를 확인할 수 있다. 추가적으로, 서비스 또는 프로그램의 참여자에 대한 효과도 평가되어질 수 있다. 표 10.2의 리스트들이 평가를 위한 아이템들이다.

평가 주제의 관리

관리에 있어서, 평가 과정이 계획 처음에 제대로 설계되지 않는 경우, 모호해지거나 방향성을 상실할 수 있다. 성공적인 평가 과정을 위해서는, 계획 또는 관리 팀의 한 사람이, 일반적 관리행정상의 의무의 일환으로써, 평가에 대한 책임을 져야 한다. 대책위원회 또는 위원회가 평가 과정을 위해 정비되어있어야 할 것이다. 그러나 한 개인이 평가과정의 수행과 완성을 확실히 하기 위해 책임자가 되어야 한다. 표 10.3 는 어떤 한 평가 과정의 해야할 것(Dos)과 하지말아야 할것(Don'ts)을 나열한 것이다.

표 10.2 평가 과정을 위한 아이템 리스트

테스트(글 또는 구두로)	지식(knowledge)
	태도(attitude)
	행동(Behavior)
인터뷰	조사
	심층면접
	여론조사
	그룹 인터뷰
	표적집단면접
	대조군
	프로필 조사
	전문가 의견
보고서	의료 기록, 차트
	특수 연구
관찰	전문적 연구원에 의한 현장
	검사항목표
	안내
	yes/no 또는 did/ did not 평가
샘플	관찰 예시들
	결과의 평과
결과 선별	임상과 지필테스트의 비교
	예비실험과 사후검사의 비교
설문지	예비실험과 사후검사의 비교의 사용
goals와 objectives	goals와 objectives를 이용

피드백(Feedback)

평가와 피드백 과정을 잘 이해하기 위해 자주 사용되는 모델은 systems 모델이다.

(그림 10.4 참고) 이 모델의 접근법은 아래 네 가지 과정에 의존한다.

1. 투입(input)
2. 과정(process)
3. 결과(output)
4. 피드백(feedback)

표 10.3 평가과정의 관리를 위한 "dos and don'ts"

dos
- 계획의 시작단계에서 평가를 위한 개인의 책임을 포함한다.
- 계획의 시작단계에서 평가를 위한 계획을 한다.
- 체계적인 평가를 수행하며 계획된 평가과정을 사용한다.
- 계획에 평가에 의해 영향을 받은 사람들을 참여자로 포함시키고 수행한다.
- 평가의 노력을 프로그램의 모든 과정, 인력의 단계와 조정한다.

don'ts
- 불필요하게 정교하고 복잡한 평가 접근법과 기술을 사용하지 않는다. 단순한 접근법을 우선적으로 사용한다.
- 수행을 위한 자원이 부족하다면 평가를 시도하거나 실행하지 않는다.
- 평가과정에서 지나치게 수행하지 않는다. 상황에 맞는 정도, 수준, 양, 종류, 접근법을 사용한다.
- 기초적이고 간단하고 솔직한 질문을 하는 것을 꺼려하지 않는다.
- 객관적 평가에 있어서 지나치게 자신하지 않는다. 참여자, 의견, 관찰과 같은 주관적 데이터의 입력을 무시하지 않는다.

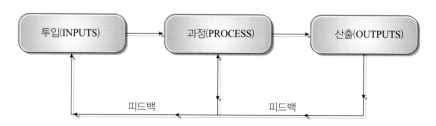

그림 10.4 평가 과정에서 피드백이 회구하는 시스템 모델

systems 모델은 프로젝트, 계획 또는 프로그램의 발달과정에서의 활동들의 발전 방향을 보여준다. 모델 자체로는 일반적인 분별력으로서 전체적인 계획과정과

관리에 적용 가능하다. 이 모델은 또한 실행 과정과 평가를 위한 사전 평가에서 얻은 다양하거나 개별적인 프로그램 발달과정의 각 단계에 적용 가능하다.

책에 나와있는 전체적인 계획이나 프로그램 발달 모델을 사용하고 systems 모델에 적용하는, 피드백을 포함한 일반적인 방식은 아래에 나타나있다.(그림 10.3과 이 책의 처음부분의 모델과 비교해 보자)

투입(input) - 사전 평가를 위한 내부적인 평가, 외부적인 평가, 목표와 목적, 전 평가에 얻은, 프로그램 발달과 계획과 실행 등을 위한, 결과와 목표, 목적 등

과정(process) - 내부적 평가를 수행하고, goals와 objectives를 작성하며, 계획 과정을 수행하고, 우선순위를 결정하고, 단계별 활동을 진행하고, 시간기한을 정하며, 프로젝트를 이행한다.

산출(output) - 성공적인 수행, 계속적으로 프로젝트의 지속되는 성공, 프로그램이나 서비스의 성공적 관리, 고객이나 환자가 서비스를 효과적으로, 효율적으로 받음, 방식의 질 등

피드백(feedback) - 진행 : 규칙적이고 지속적인 체제로 계획과 프로그램 발달 모델의 과정 2에서부터 과정 9까지의 모든 활동들을 돌아본다.

피드백의 한 과정으로서의 보고

계획 과정에서 경험할 수 있는 주된 실패요인은 계획이 개발되었을 때 평가의 부족과 피드백 보고/시스템의 부족이다. 경영자는 대부분 구두로 보고하는 것에 의존하며 때로는 작성을 통해 업데이트 한다. 만일 정식의 피드백 보고 시스템이 자리한다면, 평가는 보다 효과적으로 수행될 수 있을 것이다. 효과적인 관리는 알맞은 기반에 제공되고 있는 피드백에 관심을 갖는 것이다.

학습 확인 질문

□ 피드백 보고의 빈도가 그에 대한 대응을 확실히 할 수 있을 만큼 충분한가?

□ 또 그 빈도가 만약 필요하다면 관리를 변경할 수 있을 만큼 충분한가?

□ 피드백 보고가 어떠한 일이 발생했을 때 분석하고 계획된 효과적인 해결방안을 진행할 수 있도록 할 만큼 빠르게 이루어지고 있는가?

□ 피드백 보고가 관리인이 적절하게 대응할 수 있을 정도로 정확하게 이루어지고 있는가?

□ 피드백의 보고가 프로젝트 내의 문제점으로부터 올 수 있는 다른 요소들에게의 영향을 보여줄 수 있도록, 형식에 맞게 제공되고 있는가?

□ 보고가, 매니저가 문제를 빠르게 확인하고 시간 내에 효과적으로 조정할 수 있도록 문제점의 중점을 강조하는가?

□ 일반적으로, 피드백의 빈도가 적당하며 매니저가 발생하고 있는 문제점들을 효과적으로 관리할 수 있을 만큼 빠르게 보고되고 있는가?

참고문헌

1. Bloch, A. Murphy's Law, Book Three. Los Angeles: Price/Stern/Sloan, 1982.

2. Bloch, A. Murphy's Law, Book Two. Los Angeles: Price/Stern/Sloan, 1981.

3. Timmreck, T. C. Dictionary of Health Services Management. Owings Mills, MD: National Health Publishing, 1987.

4. O'Donnell, M. P. and Ainsworth, T. Health Promotion in the Workplace. New York: Wiley, 1984.

5. Green, L.W. and Kreuter M.W. Health Promotion Planning: An Educational and Environmental Approach. Mountain View, CA: Mayfield Publishing, 1991.

6. Parkinson, R. Managing Health Promotion in the Workplace. Mountain View, CA: Mayfield Publishing, 1982.

7. Green, L.W. and Lewis, F. M. Measurement and Evaluation in Health Education and Health Promotion. Mountain View, CA: Mayfield Publishing, 1986.

8. Cole,G. E., et al. "Addressing Problems in Evaluating Health-Relevant Programs Through Systematic Planning and Evaluation," Risk: Health Safety and Environment,Vol. 37, No. 6,Winter 1995.

9. Dignan, M. B. and Carr, P. A. Introduction to Program Planning: A Basic Text

for Community Health Education. Philadelphia: Lea & Febiger, 1981.

10. Blum, H. L. Planning for Health: Development and Application of Social Change Theory. New York: Human Sciences Press, 1974.

11. Bergwall, D. F., Reeves, P.N., and Woodside, N. B. Introduction to Health Planning. Washington, DC: Information Resources Press, 1974.

12. Spiegel, A.D. and Hyman, H. H. Basic Health Planning Methods. Germantown, MD: Aspen Publishing, 1978.

13. Shortell, S. M. and Richardson, W. C. Health Program Evaluation. St. Louis: Mosby, 1978.

14. Nutt, P. C. Planning Methods for Health and Related Organizations. New York: Wiley, 1984.

부록 A

프로그램 개발과 계획의 견본 예산

	총액	총 요구액	총기부액
	$100,671.00	$78,362.00	$22,308.00
I. 인력(총액)	$77,762.00	$58,479.00	$19,283.00
A. 월급 및 임금	$49,950.00	$43,200.00	$6,750.00
B. 부가혜택	$12,248.00	$10,479.00	$1,669.00
C. 컨설턴트 및 계약자	$15,664.00	$4,800.00	$10,846.00
II. 비인력(총액)	$22,908.00	$19,883.00	$3,025.00
A. 공간-오피스,창고,의원,접수	$12,300.00	$9,900.00	$2,400.00
B. 장비계약, 임대, 관리	$2,710.00	$2,085.00	$625.00
C. 장비, 재료, 복사	$1,287.00	$1,287.00	—0—
D. 여행 일당	$1,761.00	$1,761.00	—0—
E. 전화, 컴퓨터라인, 부대비용	$3,500.00	$3,500.00	—0—
F. 기타비용	$1,350.00	$1,350.00	—0—

각서: 기부된 비용은 기부나 사내의 예산을 만들때 종종 포함된다. 기부비용은 기부되어진 정규예산이 아닌 경우 제외되기도 한다.

출처: Adapted from Kiritz,N. J. ""Program Planning and Proposal Writing."" Published by The Grantsman Center, Los Angeles, 198

예산수립 시 명심해야 할 항목들

인력

직원이 풀타임인가 아니면 파트타임인가? 만약 파트타임이라면, 오직 프로젝트에 기여한 비율만 기재되어져야 한다. 그리고 조직에 의해서 제공한 시간만 "기여하는 시간"으로 기재되어져야 한다.

직원과 관련된 비용 또는 부가혜택은 고려되고 계산되어야 한다. 흔히 이런 계산은 직원 비용과 직원 예산의 약 28~35%를 차지한다. 부가 혜택은 급여의 부분으로서 예산에 포함하고 고려한다. 부가 혜택은 포함한다: SUI, 근로자의 상여, FICA, 건강과 치과 보험, 휴가, 병가 또는 유급 휴가, 질병 보험, 퇴직금 등

인력사항이 아닌 것

사무 공간 그리고 다른 공간은 평방미터로 계산한다. 장비의 임대, 리스 또는 구매가 있는가? 시간 이상의 재정적으로 가장 좋은 것은 무엇인가?

출장과 경비는 출장을 필요로 하는 모든 사람들을 위해 간과되어서는 안 된다. IRS 비율에 마일리지도 계산한다. 전화나 이용시설 : 유용한 이용시설과 전화비용 뿐만 아니라 팩스 비용, 휴대전화와 컴퓨터 전화 이용료를 간과하지마라.(전화기 구매는 장비란에 기재한다.)

기타 비용은 전문 기관의 멤버쉽, 인가 비용, 우송, 복사, 면허 비용 등을 포함한다.

부록 B

건강 계획 보고서를 위한 양식과 개요 제안

Section I

강령

도입

(이 부분은 일반적인 주제와 프로젝트의 일반적인 요구를 다룬다)

Section II

목표

목적

Section III

배경과 정의 (주제의 상세한 개요와 사항)

문헌 다시보기 (문제와 사항들에 관해)

Section IV

요구와 이유 (평가와 결론에 필요한 결과, 기타 등등)

인구통계자료 (목표 인구의 프로필)

존재하는 자료의 평가

차트, 그래프, 지도 그리고 기타

Section V

필요한 시설

제공된 서비스

필요한 약정

Section VI

프로그램 개발과 실행목표와 목적

실행계획 (조치의 계획)

시각표

활동 (예를 들어, 책임감 개진)

Section VII

평가와 피드백 과정

Section VIII

추천 (행정기관이나 관리자에게)

참고문헌

부록 C

건강 증진의 개발과 건강 평가 프로그램의 개발을 위한 기준

기준 1 : 건강증진 프로그램은 목표그룹 사이에 신중하게 정의된, 측정 가능한, 적용가능하고 우세한 한 가지 또는 그 이상의 위험 요소를 말해야 한다. 목표 그룹 구성원의 수명과 건강 상태의 위협을 정한 요소들이 선택되어져야 한다. 의결하는 주제는 포함한다:

- 각각의 위험요소가 얼마나 구체적으로 정의되었나?
- 선택된 목표그룹 내에서 선택된 위험 요소가 얼마나 일반적인가?
- 선택된 위험 요소의 발생과 출현을 어떻게 측정하는가?
- 위험 요소가 변화가능한가? 위험요소가 적용 가능한가 또는 발생과 출현이 감소될 수 있는가?
- 위험 요소의 감소가 표적 집단의 건강 상태와 수명을 향상시킬 수 있는가?
- 프로그램의 주안점으로서 선택된 위험 요소들이 표적 집단과 전체 지역사회의 우선 사항과 참고사항들을 반영하는가?

기준 2 : 건강 증진 프로그램은 특수한 특징, 요구, 그리고 표적 집단의 참고사항들을 고려하고 반영해야한다. 의결하는 주제는 포함한다:

- 고 위험군의 규모와 요소를 설명하고 정의할 수 있는가?
- 선택된 개입이 표적 집단과 지역사회의 우선 사항과 참고사항들을 반영하는가?

- 첫 번째와 두 번째 표적 집단이 중재 프로그램에 유용한가?
- 특정한 그룹의 구성원 사이에 제안된 건강 증진 프로그램에 기대와 함께 평가에 대한 특수한 문제가 있는가?
- 중재 프로그램에서 표적 집단의 구성원들의 참가를 이끌고 지속하기 위해 필요한 특별한 노력이 있는가? 그렇지 않다면 어떤 노력을 해야 하는가?
- 제안된 중재를 계획할 때 표적 집단이 충분히 참여했는가? 어느 정도의 참여가 필요한가?
- 조직에 의해서 사용되기 위해 선택된 중재를 위해 특정한 표적 집단의 선택과 관련된 특별한 정치적인 문제가 있는가? 참고사항과 요구가 있는 외부 그룹들은 선택된 중재에 찬성하는가? 중재를 향한 강한 긍정적인 또는 부정적인 공적인 태도가 있는가?(예를 들면 성교육 또는 출산 통제 프로그램과 같은)

기준 3 : 건강 증진 프로그램은 분명하고 효과적으로 목표된 위험 요소를 감소시키는 중재를 포함해야 한다. 그리고 특정한 세팅에 적정해야 한다. 의결하는 주제는 포함한다:

- 선택된 표적 집단과 유사한 인구 사이에 프로그램 강화를 위해 선택된 위험요소를 처리할 때 가장 효과적으로 알려진 중재는 무엇인가?
- 어떤 증거가 선택된 중재의 효율성을 지지하고 입증하는가?
- 잠재적인 프로그램 평가의 신중하게 고안된 실험적인 연구나 다른 형태가 있는가?
- 비슷한 상황과 비슷한 타겟그룹 사이에서 선택된 중재의 효율성을 증명하는 서류가 있는가?
- 제안된 중재의 접근의 성질이 무엇인가?
- 중재의 비난적인 요소는 무엇인가? 중재의 어떤 일부라도 특수 환경이나 특정학 순차의 단계에 적용되어야 하는가?
- 만약 오직 일부의 중재만 수행한다면 어떻게 되는가?
- 중재를 수행 할 자격 면허가 있는 직원을 필요로 하는가?(니코틴 패치나 검을 처방할 의사와 같은)
- 이전 경험을 기반으로 제안된 중재를 적용하는 데에 예상되는 어려움이나

용이점이 어느 정도인가?

기준 4 : 건강 증진 프로그램은 가능한 자원을 최적으로 사용하게 하는 중재를 확인하고 적용해야 한다. 의결하는 주제는 포함한다:

- 직원을 포함하여 어느 수준의 조직적인 자원이 필요한가? 제안된 환경에서 건강을 진증 프로그램을 계획, 시작, 적용, 관리, 지속하기 위하여 직원을 포함한 조직적인 자원의 수준은 어느 정도인가?
- 제안된 중재의 추정되는 비용은 (재정적인 , 비재정적인) 무엇인가?
- 제안된 환경에서 프로그램을 계획, 적용, 관리를 위해 특별한 자금 요건이 있는가?
- 제안된 프로그램을 위하여 초기의 자원 요건을 감소함으로써 프로그램의 초입부분으로 사용될지도 모르는 현존하는 지역사회의 자원이 있는가?
- 이러한 자원의 사용이 프로그램 효용성에 어떤 영향을 미치는가?

기준 5 : 시작부터 건강 증진 프로그램은 그것의 활동과 노력이 평가될 수 있는 방법으로 조직, 계획, 적용되어야 한다. 의결하는 주제는 포함한다 :

- 표적 집단의 구성원 사이에 확인된 위험 요소의 보급과 영향범위(발생의 범위)의 기본 측정이 있는가?
- 중재나 프로그램이 완성될 때 표적 집단 멤버들에 의해 프로그램에서 참여의 규모를 측정하고 데이터의 기본을 만들기 위해 프로그램 전반에 걸쳐 객관적인 방법에 유지되는 신중한 기록이 있는가?
- 중재프로그램에 대한 타겟 노출을 무작위로 평가하는 것이 가능하고 실현 가능하며 윤리적인가?
- 필수적인 과업으로 프로그램 평가에서 프로그램 평가에서 이용 가능한 기능을 하는 개인 또는 기구가 있는가?
- 프로그램의 초입에 평가 예상과 요건들을 고려해 볼 때 신중한 고려가 있는가?

부록 D

인터넷 건강 계획과 프로그램 개발 자원

Administration on Aging = www.aoa.dhhs.gov

Administration for Children and Families (ACF) = www.acf.dhhs.gov

Agency for Health Care Policy and Research = www.ahcpr.gov

Agency for Healthcare Research and Quality = www.ahrq.gov

Alcohol and Drug Information, National Clearinghouse =
www.health.org

American Association of Retired Persons (AARP) = www.aarp.com

American Cancer Society = www.cancer.org

American Diabetes Association = www.diabetes.org

California Affiliate = www.diabetes.org/adaca

American Health Quality Association = www.ahqa.org

American Heart Association = www.americanheart.org

Bureau of Justices Statistics = www.ojp.usdoj.gov/bjs

Bureau of Labor Statistics = www.bls.gov

California Demographic Research Unit of the Department of Finance =
www.dof.ca.gov

California Department of Health and Human Services =
www.chhs.ca.gov

California Department of Health Services = www.dhs.cahwnet.gov

Census Bureau = www.census.gov

Census Lookup = www.census.gov/cdrom/lookup

Centers for Disease Control and Prevention = www.cdc.gov

Common Wealth Fund = www.cmwf.org

Community Tool Box (Program Evaluation) =
ctb.lsi.ukans.edu/tools/EN/section_1338.htm

Demography and Population Studies =
demography.anu.edu.au/virtualLibrary

Demography, US = www.ciesin.org/datasets/us−demog/
us−demog−home.html

Department of Health and Human Services (Federal) =
www.os.dhhs.gov

Drug and Alcohol Information, National Clearinghouse =
www.health.org

Environmental Sciences Division (ESD) of Oak Ridge National
Laboratory (ORNL) = www.esd.ornl.gov

Epidemiology Program Office (for CDC) = www.cdc.gov/epo

Federal Register = www.access.gpo.gov/sudocs/aces/aces140.html

Health Care Financing Administration (Medicare and Medicaid) =
www.hcfa.gov

Health Resources and Services Administration = www.hrsa.gov

Healthy City, Building = www.imaginewhatif.com/Pages/
toolkit.html

Healthy People 2010 = www.health.gov/healthypeople

Kaiser Family Foundation = www.kff.org

Library of Congress Services and Publications = lcweb.loc.gov

Links to federal government sites =
www.usdoj.gov/02organizations/02 6.html

Morbidity and Mortality Weekly Report = www.cdc.gov/mmwr

National Center for Chronic Disease Prevention and Health Promotion = www.cdc.gov/nccdphp

National Center for Complementary and Alternative Medicine = nccam.nih.gov

National Center for Health Statistics = www.cdc.gov/nchs

National Center for Health Promotion = www.welltech.com/nchp

National Center for Infectious Diseases = www.cdc.gov/ncidod

National Center for Injury Prevention and Control = www.cdc.gov/ncipc/ncipchm.htm

National Center for Research Resources = www.ncrr.nih.gov

National Council on Aging = www.ncoa.org

National Health Information Center = nhic-nt.health.org

National Institute on Aging = www.nih.gov/nia

National Institute on Alcohol Abuse and Alcoholism (NIAAA) = www.niaaa.nih.gov

National Institute of Child Health and Human Development = www.nichd.nih.gov

National Institute on Drug Abuse = www.nida.nih.gov

National Institute of Health = www.nih.gov

National Institute of General Medical Sciences = www.nigms.nih.gov

National Library of Medicine = www.nlm.nih.gov

National Institute of Mental Health = www.nimh.nih.gov

National Institute for Occupation Safety and Health = www.cdc.gov/niosh

Office of Disease Prevention and Health Promotion = odphp.osophs.dhhs.gov

Office of Global Health (CDC) = www.cdc.gov/ogh

Office of Minority Health = www.omhrc.gov

Office of Population Research = Opr.princeton.edu

Office of Women"s Health (CDC) = www.cdc.gov.health/
womensmenu.htm

Partnerships Against Violence Network = www.pavnet.org

Population Reference Bureau = www.prb.org

Public Health Practice Program Office = www.phppo.cdc.gov.

Rand Health Science Program = www.rand.org/organization/health

Robert Wood Johnson Foundation = www.rwjf.org

Statistical briefs——Census Bureau = www.census.gov/ftp/pub/
apsd/www/statbrief

State and local governments on the Net = www.piperinfo.com/state/
index.cfm

Substance Abuse and Mental Health Services Administration =
www.samhsa.gov

U.S. Government Printing Office = www.access.gpo.gov/index.html

U.S. Public Health Service = phs.os.dhhs.gov/phs/phs.html

World Health Organization = www.who.int

부록 E

Epi Info 2000이란?

Epi Info는 공중보건 전문가들이 조사, 관리, 다른 임무 그리고 전반적인 데이터베이스와 통계 적용을 할 때 사용되는 마이크로 소프트 윈도우 95, 98, NT와 2000의 일련의 프로그램이다. Epi Info와 개인 컴퓨터로 물리학자, 인구통계학자, 그리고 다른 공중보건, 의료인들이 급속히 질문지를 개발하고, 데이터 프로세스를 제작하고, 데이터에 들어가고 분석할 수 있다.

표는 READ, FREQ, LIST TABLES와 GRAPH와 같은 간단한 명령과 제작된다. Epi Map이라는 요소는 Epi Info의 데이터로 지리적인 지도를 나타낸다. Epi Info는 공공 도메인에 있고 인터넷에서 다운로드 할 수 있다. CD-ROM 복사와 프린트 매뉴얼은 개인 벤도로부터 가능하도록 예상된다. Epi Info의 최초 버전은 1985년에 출시되었다. 1997년의 연구는 Epi Info의 DOS버전의 145,000 복사본과 117개국에서의 Epi Map을 문서화했다. DOS 매뉴얼과 프로그램은 13개의 비영어권 언어로 번역되었다. Epi Info 2000은 Visual Basic, Version 6로 쓰여진 마이크로소프트 윈도우 95, 98, NT, 2000에 대한 완전히 새로운 일련의 프로그램이다. 그것은 데이터베이스 기준을 산업화하기 위한 관문으로서 Microsoft Access file을 사용한다. 비록 Epi Info 2000 데이터가 다른 시스템과 양립성을 위해 Microsoft Access file에 저장 되었을지라도 많은 다른 파일 타입이 분석되고, 수입되고 수출 될 수 있다. Epi Info 2000은 ArcView의 제작자, 환경 과학 연구 주식회사로부터 MapObjects 프로그램 주변에 만들어진 Epi Map 2000이라고 불리우는 GIS를 포함한다. Epi Map은 인기있는 ESRI 포맷에서 많은 인터넷 사이트로부터 GIS 데이터와 양립 가능하다. Epi Info 2000은 Dos를 위한 많은 특징들을 확장시키는 반면에 마우스로 쉬운 이용, 그래픽, 폰트, 걸리지 않는 인쇄와 같은 윈도우 강점들을 제공한다. 프로그램, 문서 그리고 티칭 자료들은 공공 도메인에 있고 자유롭게 복사, 분배, 번역될 수 있다.

Epi Info 2000의 주요한 특징
- 산업 기준과 최대의 양립성, 포함한다:
  4 Microsoft ACCESS와 다른 SQL 그리고 ODBC 데이터베이스
  4 Visual Basic, Version 6
  4 World Wide Web browsers 와 HTML
- CDC 기구가 추가의 모듈을 만들 수 있도록 연장성

Epi Map, an ArcView-compatible GIS
- 기호학의 퇴보와 Kaplan-Meier 생존 분석
- 교육 훈련
- 전체의 새로운, 단지 DOS를 위한 Epi Info의 "port"가 아닌
- Microsoft Windows 95, 98, NT와 2000 양립성있는
- 다른 파일의 종류의 수입고 분석을 허락

부록 F

Epi Map : 지리학적인 정보 시스템 (GIS)

Epi Map의 완전히 새로운 버전이 Epi Info 2000으로 결론났다. 그 프로그램의 핵심은 ESRI로부터 인기있는 GIS, ArcView에서 사용되는 같은 지도 엔진이다. 비록 Epi Map이 최첨단의 상업 프로그램인 ArvView와 모든 똑같은 특징을 갖지는 않지만 SHP 파일에서 제공되는 많은 지도 자원을 이용하는 같은 파일 포맷을 읽는 것이 가능하다. 자원의 카탈로그는 어떻게 발견될 수 있는지를 설명하는 Epi Info 2000으로 결론 짓는다. Epi Info 2000은 여러층의 SHAPE 파일을 보여줄 수 있다. 각 층은 지도 전체를 위한 지리학적인 이름 또는 코드와 연결된다. 각 독립체를 위한 데이터는 지도의 다각형 내에서 무작위로 찍힌 점이나 색깔 또는 패턴으로 표시된다. Epi Map 2000의 새로운 기능은 조화로 인해 전시 거리와 기호의 위치를 허락한다. 그러므로 한 사람이 콜레라 케이스의 존스노우의 원본지도와 런던의 급수 펌프와 비슷한 지도를 만들 수 있다.

옮긴이

이용주
동덕여자 대학교 건강관리학과 졸업
서울대학교 보건대학원 보건 정책 석사
University of Pittsburgh, 보건대학원 보건 정책 박사

박사후 연구원, Glennan Center for Geriatrics and Gerontology, Eastern Virginia Medical School, 버지니아 미국
연구원, Matria, 연구개발부 (질병관리 및 프로그램 평가 회사), 시카고 미국
연구교수, Department of Psychiatry and Behavioral Sciences, Feinberg School of Medicine, Northwestern University, 시카고 미국

(현) 동덕여자 대학교 보건관리학과 조교수.
(현) 겸임교수, Department of Psychiatry and Behavioral Sciences, Feinberg School of Medicine, Northwestern University, 시카고 미국

오윤진
중앙대학교 사회복지학과 졸업
University of Pittsburgh 대학원 사회복지행정 석사
University of Pittsburgh 대학원 사회복지 박사
(세부전공 : 노인복지, 정신보건, 장애인복지)

University of Pittsburgh 대학원 정신보건서비스연구소 연구원
(Center for the Mental Health Services Research)
HIMS Korea 재활공학연구소 선임연구원

(현) 세종사이버대학교 사회복지학과 부교수